国家出版基金项目

盲人按摩师职业技能提高丛书

美式整脊疗法

李雁雁 著

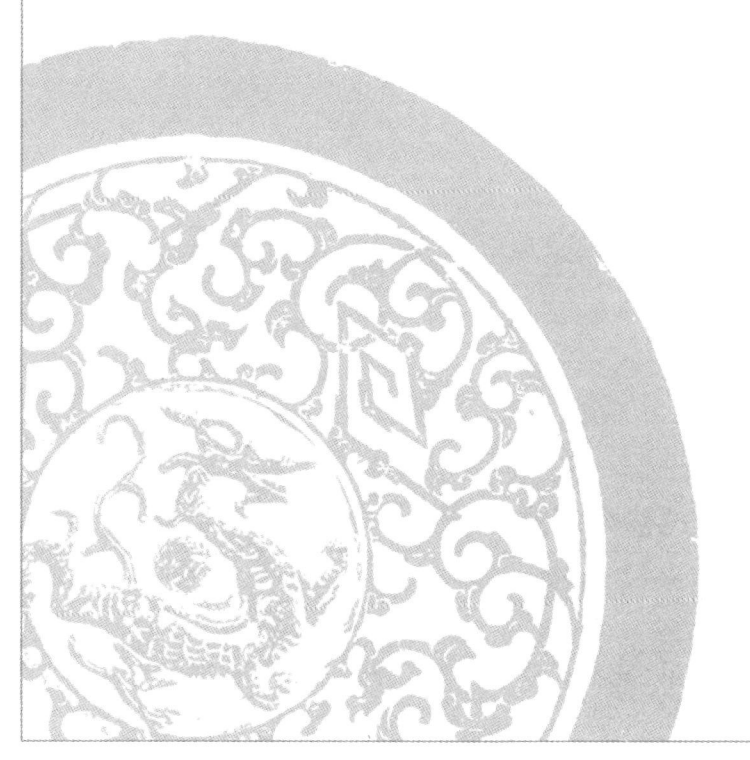

中国盲文出版社

图书在版编目（CIP）数据

美式整脊疗法／李雁雁著．—北京：中国盲文出版社，2012.8
（盲人按摩师职业技能提高丛书）
ISBN 978-7-5002-3891-1

Ⅰ.①美…　Ⅱ.①李…　Ⅲ.①按摩—基本知识　Ⅳ.①R454.4

中国版本图书馆CIP数据核字（2012）第204979号

美式整脊疗法

著　　者：李雁雁
出版发行：中国盲文出版社
社　　址：北京市西城区太平街甲6号
邮政编码：100050
电　　话：（010）83190019
印　　刷：北京中科印刷有限公司
经　　销：新华书店
开　　本：787×1092　1/16
字　　数：166千字
印　　张：16.75
版　　次：2012年8月第1版　2012年8月第1次印刷
书　　号：ISBN 978-7-5002-3891-1/R·616
定　　价：17.00元

版权所有　侵权必究　　　　　印装错误可随时退换

《盲人按摩师职业技能提高丛书》编委会

学术指导 卓大宏 王之虹 范吉平

主　　编 李志军

副 主 编 张明理 赖　伟 刘明军

编　　委（按姓氏笔画排序）
　　　　　　王　军　王　结　成为品　刘　飞
　　　　　　刘丽波　刘洪波　刘　鹏　刘　颖
　　　　　　齐　伟　关雪峰　李红科　李雁雁
　　　　　　何　川　张　欣　陈幼楠　卓　越
　　　　　　周世民　赵润琛　郭长青　谢玉秋
　　　　　　谢金梁　薛卫国

出版说明

为了满足广大盲人按摩师提高职业技能、强化能力建设的需要，在国家出版基金的大力支持下，我们组织编写了这套《盲人按摩师职业技能提高丛书》。

近几十年来，随着经济社会发展和人们康复保健意识的不断提高，社会对保健、医疗按摩人员的需求不断增长，数以百万计的健全人进入按摩行业，使得该领域的竞争日趋激烈，盲人按摩师面临越来越严峻的挑战。为了帮助盲人按摩师更好地适应日益升级的市场竞争，本丛书着眼于强化盲人按摩师的综合能力建设，旨在充实盲人按摩医疗知识储备、丰富盲人按摩手法和技法，以便帮助广大盲人按摩师更好地提高理论水平和实践技能，推进盲人按摩事业科学健康发展。

本套丛书共计23种，内容包括以下5个方面：第一，总结盲人按摩专家特色技法经验，挖掘与整理我国近50年来较具代表性的百位盲人按摩专家的特色技法，为盲人按摩师提供宝贵借鉴，如《百位盲人按摩师特色技法全书》；第二，着眼于提高临床按摩技能，深化盲人按摩师临床技能培训，如《颈肩腰腿病名家按摩技法要旨》、《内科按摩名家技法要旨》、《妇科按摩名家技法要旨》、《儿科按摩名家技法要旨》及《医疗按摩误诊误治病案总结与分析》；第三，挖掘与整理古今按摩学理论与实践经验，夯实盲人按摩师专业功底，如《古代经典按摩文献荟萃》、《中国按摩流派技法精粹》、《名家推拿医案集锦》及《现代名家按摩技法总结与研究》；第四，强化盲人按摩师综合能力建设，消除盲人按摩师与患者的沟通障碍，如《盲人怎样使用计算机》、《盲人按摩师综合素质培养》及《盲人按摩师与患者沟通技巧》；第五，拓宽盲人按摩师视野，为盲人按摩师掌握相关知识和技能提供帮助，如《实用康复疗法手册》、《美容与减肥按摩技法要旨》、《美式整脊疗法》、《亚洲各国按摩技法精髓》与《欧式按摩技法精髓》。

本丛书编撰过程中，得到中国盲人按摩指导中心、中国盲人按摩协会、中国中医科学院、中国康复研究中心、北京中医药大学、长春中医药大学、辽宁中医药大学、黑龙江中医药大学、天津中医药大学、中山大学、北京按摩医院等专业机构相关专家的指导和帮助，编委会成员、各分册主编和编者为本丛书的编撰付出了辛勤的劳动，在此谨致谢意。

鉴于本丛书集古今中外按摩学知识之大成，信息量大，专业性强，又是首次对全国数百位盲人按摩专家的经验进行系统挖掘和整理，在编写过程中难免存在不足甚或错漏之处，衷心希望各位读者在使用中给予指正，并提出宝贵意见，以便今后进一步修订、完善，更好地为盲人按摩师职业技能提高提供切实帮助。

《盲人按摩师职业技能提高丛书》编委会
2012年8月

自　序

随着对脊柱相关疾病的认识，美式整脊医学越来越受到人们关注。随之像"扳几下骨头也叫医学"的质疑声也开始不绝于耳。那么美式整脊医学究竟是怎样的？什么才是真正的美式整脊？作为美国帕默整脊大学医学博士、美国整脊医师执照持有者，我希望通过本书向朋友们介绍我所了解的美式整脊。

1895年丹尼尔·大卫·帕默（Daniel David Palmer）在美国创立了美式整脊医学。此后，由于美式整脊的有效性、科学性和安全性，使其迅速在美国被广泛接受。目前美国的各大医疗保险公司都对美式整脊医师的治疗予以承认，并给予接受该治疗的患者保险。2005年世界卫生组织（WHO）发表声明："美式整脊医学是一门关于神经-肌肉-骨骼系统疾病的诊断、治疗、预防以及阐述相关疾病对人体健康影响的医学体系，它强调徒手操作技巧，尤其侧重对脊柱关节半脱位的矫正。美式整脊医学强调保守治疗，不提倡使用药物、手术等其他医疗手段。"

本书共有十章，第一章至第五章主要讨论了美式整脊医学的起源与发展、适应证与禁忌证、医学原理与诊断技术以及注意事项等；第六章至第十章介绍了手法体系以及颈椎、胸椎、腰椎和骨盆的一些基本矫正手法。

本人自知才疏学浅，书中错误在所难免，望同行不吝赐教。希望本书能抛砖引玉，让源于美国的美式整脊医学真正地洋为中用，造福更多的中国民众。

在此书编写出版过程中，受到各界朋友的大力支持，在此表示由衷地感谢！

李雁雁
2012年4月

目 录

第一章 美式整脊医学概述 …………………… (1)

第一节 美式整脊医学的起源 …………………… (1)
一、美式整脊医学的定义 …………………… (1)
二、美式整脊医学的起源 …………………… (1)

第二节 美式整脊医学的发展 …………………… (5)
一、美式整脊医学的理念 …………………… (5)
二、帕默整脊大学概述 …………………… (5)
三、美式整脊医学的发展简史 …………………… (7)
四、传统美式整脊医生与现代美式整脊医生 …… (8)
五、美式整脊医学的治疗范围 …………………… (9)
六、美式整脊医学合法地位的获得 …………………… (9)

第二章 美式整脊医学原理简述 …………………… (12)

第一节 脊柱解剖 …………………… (12)
一、脊柱 …………………… (12)
二、椎骨间的连结 …………………… (15)
三、神经 …………………… (19)
四、脊柱的生理弯曲 …………………… (21)

第二节 医学原理 …………………… (22)
一、概述 …………………… (22)
二、基本原理 …………………… (24)

三、整体观与科学性 …………………………………… (25)
　　四、手法矫正原理 ……………………………………… (26)

第三章　半脱位编码 ………………………………………… (28)
　第一节　概述 …………………………………………………… (28)
　　一、概念 ………………………………………………… (28)
　　二、半脱位编码的意义 ………………………………… (28)
　　三、半脱位编码的含义 ………………………………… (29)
　　四、矫正接触点的缩写字母 …………………………… (31)
　第二节　半脱位编码表 ………………………………………… (31)
　　一、骶椎半脱位编码 …………………………………… (32)
　　二、髂骨半脱位编码 …………………………………… (32)
　　三、第五腰椎半脱位编码 ……………………………… (33)
　　四、第一至第四腰椎半脱位编码 ……………………… (34)
　　五、胸椎半脱位编码 …………………………………… (35)
　　六、第二至第七颈椎半脱位编码 ……………………… (35)
　　七、寰椎半脱位编码 …………………………………… (36)
　　八、枕骨半脱位编码 …………………………………… (37)

第四章　美式整脊医学注意事项 …………………………… (39)
　第一节　适应证 ………………………………………………… (39)
　　一、运动系统 …………………………………………… (39)
　　二、神经系统 …………………………………………… (39)
　　三、感觉系统 …………………………………………… (40)
　　四、呼吸系统 …………………………………………… (40)
　　五、消化系统 …………………………………………… (40)
　　六、妇科 ………………………………………………… (40)

七、泌尿生殖系统 …………………………………… (40)
八、内分泌系统 ……………………………………… (40)
九、循环系统 ………………………………………… (41)
十、整形 ……………………………………………… (41)
十一、保健性治疗 …………………………………… (41)
十二、其他 …………………………………………… (41)

第二节 禁忌证 ………………………………………… (41)
第三节 适应对象 ……………………………………… (43)
第四节 注意事项 ……………………………………… (44)
　一、医生的注意事项 ……………………………… (44)
　二、患者的注意事项 ……………………………… (45)
第五节 脊椎矫正偶发事件与应急处理 ……………… (46)
　一、症状加重 ……………………………………… (46)
　二、心慌头晕 ……………………………………… (47)
　三、胸部感觉不适 ………………………………… (47)
　四、骨折 …………………………………………… (47)

第五章 美式整脊医学的诊断技术 …………………… (48)
第一节 长短腿分析检查 ……………………………… (48)
第二节 静态触诊与动态触诊 ………………………… (50)
　一、静态触诊 ……………………………………… (50)
　二、动态触诊 ……………………………………… (51)
第三节 肌肉检查 ……………………………………… (53)
　一、肌力检查 ……………………………………… (53)
　二、肌容积 ………………………………………… (54)
　三、肌张力 ………………………………………… (54)

第四节　影像诊断学 ……………………………………（55）

　　一、X光影像诊断技术 ……………………………（55）

　　二、CT诊断技术 …………………………………（57）

　　三、MRI诊断技术 …………………………………（58）

第五节　温度分析 …………………………………（59）

第六节　步态和站姿的分析 ………………………（60）

　　一、步态 ……………………………………………（60）

　　二、站姿 ……………………………………………（61）

第七节　神经学检查 ………………………………（61）

　　一、一般神经学检查 ………………………………（62）

　　二、徒手检查 ………………………………………（62）

　　三、肌电图 …………………………………………（64）

第八节　仪器检查 …………………………………（64）

第六章　矫正手法概论 ……………………………（66）

第一节　概述 ………………………………………（66）

　　一、矫正治疗的基本程序 …………………………（66）

　　二、矫正治疗中应注意的问题 ……………………（67）

　　三、关于本书中矫正手法需说明的问题 …………（68）

第二节　手法体系 …………………………………（70）

　　一、概述 ……………………………………………（70）

　　二、美式整脊活化器矫正技术 ……………………（71）

　　三、应用人体运动学 ………………………………（73）

　　四、AK体系衍生技术体系 ………………………（74）

　　五、能量疗法 ………………………………………（75）

　　六、考克斯屈曲牵引矫正技术 ……………………（76）

七、冈斯德矫正技术 …………………………… (77)

八、汤普森技术 ………………………………… (79)

九、上位颈椎矫正技术 ………………………… (81)

第三节 接触点与发力部位 ……………………… (82)

一、接触点 ……………………………………… (82)

二、发力部位 …………………………………… (84)

第四节 治疗床 …………………………………… (86)

一、治疗床概述 ………………………………… (87)

二、选择治疗床 ………………………………… (90)

第七章 骨盆的矫正手法 ……………………… (93)

第一节 概述 ……………………………………… (93)

第二节 侧卧位矫正手法 ………………………… (94)

手法一 …………………………………………… (94)

手法二 …………………………………………… (97)

手法三 …………………………………………… (99)

手法四 …………………………………………… (101)

手法五 …………………………………………… (103)

手法六 …………………………………………… (105)

手法七 …………………………………………… (107)

第三节 俯卧位矫正手法 ………………………… (109)

手法八 …………………………………………… (109)

手法九 …………………………………………… (111)

手法十 …………………………………………… (113)

手法十一 ………………………………………… (115)

手法十二 ………………………………………… (116)

手法十三 …………………………………………（118）
　　　手法十四 …………………………………………（120）
　第八章　腰椎的矫正手法 …………………………………（122）
　　第一节　概述 ………………………………………………（122）
　　第二节　侧卧位矫正手法 …………………………………（123）
　　　手法一 ……………………………………………（123）
　　　手法二 ……………………………………………（126）
　　　手法三 ……………………………………………（128）
　　　手法四 ……………………………………………（130）
　　　手法五 ……………………………………………（132）
　　　手法六 ……………………………………………（134）
　　　手法七 ……………………………………………（137）
　　　手法八 ……………………………………………（139）
　　　手法九 ……………………………………………（141）
　　　手法十 ……………………………………………（143）
　　　手法十一 …………………………………………（145）
　　　手法十二 …………………………………………（147）
　　　手法十三 …………………………………………（149）
　　　手法十四 …………………………………………（151）
　　第三节　俯卧位矫正手法 …………………………………（153）
　　　手法十五 …………………………………………（153）
　　　手法十六 …………………………………………（155）
　　　手法十七 …………………………………………（157）
　　　手法十八 …………………………………………（159）
　　　手法十九 …………………………………………（161）

手法二十 ………………………………………… （163）
　　　手法二十一 ………………………………………（165）
　　　手法二十二 ………………………………………（167）
　　　手法二十三 ………………………………………（169）
　　　手法二十四 ………………………………………（171）
　　　手法二十五 ………………………………………（173）
　　　手法二十六 ………………………………………（175）
　　　手法二十七 ………………………………………（177）
　　　手法二十八 ………………………………………（179）
第九章　胸椎的矫正手法 ……………………………… （182）
　第一节　概述 ………………………………………… （182）
　第二节　矫正手法 …………………………………… （183）
　　　手法一 …………………………………………… （183）
　　　手法二 …………………………………………… （186）
　　　手法三 …………………………………………… （188）
　　　手法四 …………………………………………… （190）
　　　手法五 …………………………………………… （192）
　　　手法六 …………………………………………… （194）
　　　手法七 …………………………………………… （196）
　　　手法八 …………………………………………… （198）
　　　手法九 …………………………………………… （200）
　　　手法十 …………………………………………… （202）
第十章　颈枕部的矫正手法 …………………………… （204）
　第一节　概述 ………………………………………… （204）
　第二节　俯卧位矫正手法 …………………………… （206）
　　　手法一 …………………………………………… （206）

手法二 …………………………………………… (208)
手法三 …………………………………………… (210)
手法四 …………………………………………… (212)
手法五 …………………………………………… (214)
手法六 …………………………………………… (216)
手法七 …………………………………………… (218)
手法八 …………………………………………… (220)
手法九 …………………………………………… (222)
手法十 …………………………………………… (224)

第三节　仰卧位矫正手法 …………………………… (226)
手法十一 ………………………………………… (226)
手法十二 ………………………………………… (229)
手法十三 ………………………………………… (231)
手法十四 ………………………………………… (233)

第四节　其他体位矫正手法 ………………………… (235)
手法十五 ………………………………………… (235)
手法十六 ………………………………………… (237)
手法十七 ………………………………………… (239)
手法十八 ………………………………………… (241)

附录　四肢的矫正手法 …………………………… (243)
一、概述 ………………………………………… (243)
一、矫正手法 …………………………………… (246)

第一章 美式整脊医学概述

第一节 美式整脊医学的起源

一、美式整脊医学的定义

美式整脊医学是一门关于神经-肌肉-骨骼系统疾病的诊断、治疗、预防以及相关疾病对人体健康影响的医学体系,它强调徒手操作技巧,尤其侧重于对脊柱关节半错位的矫正。美式整脊医学临床实践强调采取保守治疗,而不提倡使用药物、手术等其他医疗手段。

二、美式整脊医学的起源

丹尼尔·大卫·帕默(Daniel David Palmer)先生是美国脊柱矫正学的创始人,他于1895年在美国爱荷华州达文波特市(Davenport, Iowa)创立了美国脊柱矫正学。丹尼尔·大卫·帕默我们通常简称为D.D.帕默,一方面是为了便于称呼他,另一方面是为了跟后来在美国脊柱矫正学发展中同样拥有重要地位的B.J.帕默相区别,后者是前者的儿子。

1895年9月,D.D.帕默先生在美国爱荷华州行医期

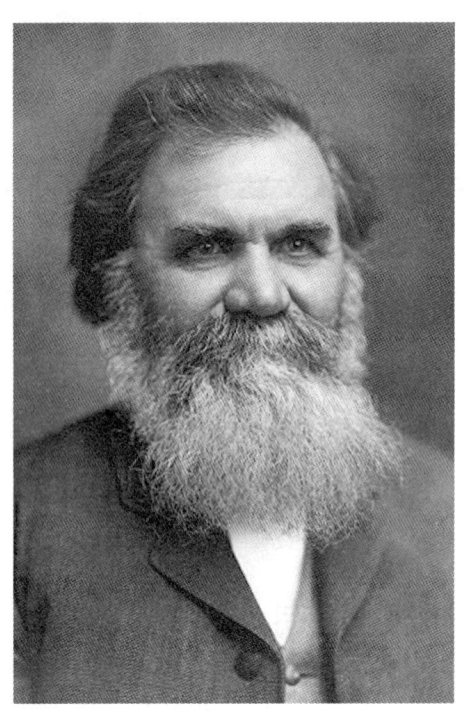

图1-1　丹尼尔·大卫·帕默，美式整脊医学创始人

间偶尔做了一次尝试性治疗，从而创立了美国脊柱矫正学。当时他诊所所在大楼的守门人——哈博瑞·里拉德（Harvey Lillard），在17年前，因一次意外伤害失去听力，D. D. 帕默先生决定尝试给他做一些治疗，从而开创了一个新的医学体系——美国脊柱矫正学。

D. D. 帕默先生后来描述这段奇迹般的开始，说："哈博瑞·里拉德先生是我们这地方的一位守门人，我知道他耳聋很久了，我详细询问了他的病情，他说是在17年前一次搬运物体时，突然感觉背部一阵疼痛，好像被什么东西砸了一样，从此失去了听力。我给他做了检查，发现哈博瑞·里拉德先生的第四胸椎棘突向后突出，我想帮他复位，看是不是因为这个棘突而导致他失去听力。在征求哈博瑞·里拉德先生同意后，我尝试着直接用力在他的第四

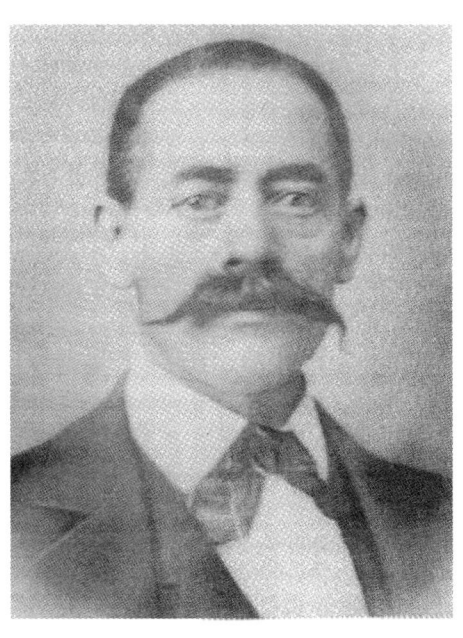

图1-2 哈博瑞·里拉德，世界上第一位接受美式整脊医学治疗的患者

胸椎棘突上，第四胸椎复位了，结果奇迹也随之发生了，哈博瑞·里拉德先生恢复了听力。当时，大家都觉得这仅是一次偶然，可我不这样认为，因为我想可能是脊柱跟听觉神经之间有着什么联系。"此后，D.D.帕默先生运用同样思路以及类似手法，在很多患者身上进行脊柱矫正，结果取得了意想不到的良好疗效。与此同时，D.D.帕默先生潜心进行了多学科的研究，包括解剖学、神经学以及生物力学等，加上D.D.帕默先生独到的思维，他提出了脊柱半脱位（subluxation）的概念。D.D.帕默先生认为脊椎移位或者半脱位不仅造成脊柱结构性的改变，同时也会对进出脊柱的神经系统造成影响，这种影响可能是直接的机械式压迫，也可能是因为脊柱周围软组织水肿等炎性变化，刺激了出入脊柱的神经。而神经系统是人体最发达的控制协调系统，影响着人体的诸多系统，当神经系统发生

病变时，人体的健康状态将难以维持。此外，D. D. 帕默先生强调人体的自愈力，他认为：人体与生俱来的自我修复能力，调节着人体的生态平衡以维持机体健康，而神经系统功能的正常与否是人体自愈力发挥正常的根本保证。

D. D. 帕默先生根据以上思路开创了一个新的学科，他给这个学科起名为 chiropractic，这个词由两个希腊字根组合而成，意思是"徒手操作"，后来被他的一位患者正式用来命名此学科。目前 chiropractic 的中文翻译有很多种，其中"美国脊椎矫正学"、"美国脊柱矫正学"、"美式整脊疗法"在中国大陆比较常用，香港习惯称"脊椎神经医学"。这主要是由于人们对此专业的不同理解造成的，其中"脊椎神经医学"可能是最确切的。因为 D. D. 帕默先生的最伟大创造是将人体脊柱系统的结构和功能与协调控制全身的神经系统的功能结合在一起思考，这也是"脊椎神经医学"名称的来历。"脊椎神经医学"的称谓更多倾向于研究神经－肌肉－骨骼系统的病变，而"美国脊椎矫正学"、"美国脊柱矫正学"则是根据它的操作治疗范围而定名的。此外，"美式整脊疗法"是目前相对较为流行的称谓。

目前，"美式整脊疗法"已被世界卫生组织正式承认并且推广至所有的会员国。需要说明的是：我们不能简单地将 chiropractic 翻译成"国外整脊技术"，因为在人类与疾病斗争的过程中，全世界有很多区域都创造出了自己的整脊医学，而由 D. D. 帕默先生提出来的 chiropractic 只是指美国的整脊医学。

第二节　美式整脊医学的发展

一、美式整脊医学的理念

D.D.帕默先生逐渐形成了自己的整脊医学理念，他强调美国的脊柱矫正学是一门集哲学、科学与艺术的学问。D.D.帕默先生的哲学思想包括整体观与平衡观，他强调从整体去看待一个患者而不仅仅局限于病症；强调人体内部环境和外部环境的统一与平衡；强调人体的结构和功能的整体性与平衡性。1895年美式整脊医学被创立的同时，X光诊断技术也于当年被发明，因此美式整脊医学是世界上最先利用X光诊断技术的医学体系之一。X光诊断技术使D.D.帕默先生提出的半脱位诊断有了更精确的可观察手段。因此，美式整脊医学有了切实可靠的科学依据。D.D.帕默先生还强调美式整脊医学是一门艺术，因为人——无论是患者还是医生都是上天赐予的一件伟大的艺术品，同样美式整脊技术也是一门艺术，它强调操作手法的完美、安全与娴熟。

二、帕默整脊大学概述

美式整脊医学从一开始就没有受到像其他多数民间医学那样经由父子相传或者家族内相传的传统方式的影响，因为D.D.帕默先生于1897年在自己诊所所在地——美国的爱荷华州达文波特市创立了世界上第一所美国脊椎神经医学学校（Palmer School of Chiropractic），后来这所学校发展成为帕默整脊大学（Palmer College of Chiropractic）。目前，帕默整脊大学是世界上历史最悠久、最权威的脊椎神经医学院，也是笔者的母校。无论是美式整脊的发展史，还是教育史都与帕默家族息息相关。

D. D. 帕默先生的儿子 B. J. 帕默（Bartlett Joshua Palmer）于1902年进入帕默整脊大学学习，于1907年成为该校校长。D. D. 帕默先生是世界上公认的整脊医学的创始人，而他的儿子 B. J. 帕默则被认为是美国整脊医学的奠基人与发展者。如果没有 B. J. 帕默对美式整脊技术的大力推广以及对帕默整脊大学的良好管理，美国整脊医学不可能取得今天的成就与发展。B. J. 帕默将其父亲 D. D. 帕默的哲学-科学-艺术三位一体的医学理念更加具体化，提出了结构-化学-精神三位一体的健康理念。B. J. 帕默认为"结构"是人体健康的基础，当结构发生问题，特别是人体的中轴——脊柱发生了问题，就会引发整体健康的不平衡；"化学"则是指人体内部环境以及外部营养因素对健康的影响；最后他还强调了"心理"，即心态在健康中的重要作用。与此同时，B. J. 帕默还发明了上位颈椎矫正技术（HIO矫正技术），该技术为美式整脊医学的上位颈椎矫正体系奠定了基础。

B. J. 帕默的妻子 Mabel Heath Palmer 是世界上第一位女性美式整脊医生，后来在帕默整脊学校从事解剖学等基础医学教学工作，对美式整脊医学的发展与普及同样做出了重大贡献。

大批帕默整脊学校的毕业生分布到美国各地推广并发展了美国整脊医学，有的学生甚至建立了自己的整脊学校。在最多的时候，美国共有 60 所美式整脊学校。1947年，美国整脊教育委员会（CCE）成立，这个委员会的主要作用是协调和管理美国所有的整脊学校，对学校课程进行指导和监督，并对学生的学籍执照进行管理。

一些帕默整脊学校的毕业生及其追随者在医疗实践过程中发展出更多的美式整脊手法体系，例如著名的冈斯德手法体系、B. J. 帕默的 Toggle 上位颈椎手法体系、汤普森体系等，然而这些体系都继承并遵循了 D. D. 帕默美式整脊的哲学思想和医学原理，使各种美式整脊体系可以相互借鉴、结合使用而无矛盾之处，这也是美国整脊医学发展的一大亮点。

三、美式整脊医学的发展简史

最初，美式整脊医学在美国的发展并不一帆风顺，因为 D. D. 帕默先生的脊柱矫正理念，在当时不被医学界所接受，因此受到了美国医生协会（AMA）的打压。在美式整脊医学发展的最初几十年里，常常被美国医生协会告为"非法行医"，同时也得不到保险公司各种医疗保险的支付。如今，脊柱与人体健康的理念已普遍被人们接受，无论是在医学界还是法律界，美式整脊医学都得到了公认。

目前，随着科学的发展和美式整脊医生权限的增加，美式整脊医生也在使用康复医学、物理疗法、营养疗法、预防医学等辅助疗法以提高他们的治疗范围和疗效。同时，美式整脊医学的教学内容也在逐渐完善与全面规范化。

1968年美国联邦政府教育部正式设立美式整脊医学博士学位。1970年，美国脊椎神经医学教育委员会CCE正式被联邦政府认证为管理监督全美脊椎神经医学教育的权威机构，它监督全美的所有整脊学校的教学内容。

美式整脊的教学内容覆盖了所有的基础医学，也更强调图像诊断学、解剖学、生物力学的学习与应用，同时注重手法的严格训练。目前，康复医学、预防医学、物理疗法和营养疗法都已成为美式整脊教学的必修课程，而其教学课程中的放射学、图像诊断学、解剖学的学时也已大大超过一般医学院。

四、传统美式整脊医生与现代美式整脊医生

现在人们通常把只使用美式整脊手法矫正作为唯一治疗手段的美式整脊医生称为传统美式整脊医生（straight chiropractor）。他们相信手法矫正手段已经有足够的治疗魔力，因此美式整脊医生的手被称为价值百万的手（one-million-dollarhands）。这些传统医生认为不需要增加物理疗法、营养疗法等辅助治疗，但他们在矫正手法体系方面的追求却在不断地更新与提高。此外，传统医生还会不断更新其诊断设备和技术以提高更精确的诊断效果。

现代美式整脊医生（mixer）与传统美式整脊医生不同之处在于：除使用美式整脊手法外，现代医生还运用物理疗法、康复医学、营养疗法等辅助疗法来扩大治疗范围与提高治疗效果。

虽然美式整脊大学教授给学生的课程很多，如物理疗

法等内容，但是美式整脊医生执照并不包括使用物理疗法权利，美式整脊医生还需另外考取物理疗法师的执照。美国脊椎神经医学的博士生通常直接拥有资格参加物理疗法师执照考试，但是一些持有强烈传统美式整脊医学理念的人会放弃物理疗法师执照考试。

五、美式整脊医学的治疗范围

现代标准的美式整脊矫正范围不仅仅是指矫正脊柱，它还包括骨盆与四肢。现在美式整脊能够矫正除了一部分颅骨（如听小骨、牙齿等）等骨骼外的全身骨骼。在教学中，通常把矫正部位分成两大块：脊柱和非脊柱两部分。

由于美式整脊医学对人体脊柱与上、下肢骨骼损伤的良好诊断与治疗，目前美式整脊医生已经成为世界上奥林匹克运动队中数量最多的医生（CCSP，Certified Chiropractic Sports Physician，即注册整脊体育医学医生）。1970年美国奥林匹克委员会建议美国的每个体育队都应配有专业的美式整脊医生。

六、美式整脊医学合法地位的获得

随着影像诊断技术的发展，特别是上世纪七八十年代CT、MRI技术的发展更加使美式整脊医学的科学性和有效性得到了确认以及公众的普遍认可。1980年美国医生协会公开承认了美国整脊医学的科学性与有效性，在美国的联邦法律和各州的法律中，美式整脊医学也得到了公认。目前，美国有近6万名美式整脊医生活跃在医疗一线上，是世界上拥有椎骨神经矫正医生最多的国家。在美国的50个州，美式整脊医生拥有独立的诊断权和治疗权，整脊治疗也得到了各医疗保险机构的认可和支付，例如美国联邦政府的健康保险、蓝盾保险、蓝十字保险等。

在美国，美式整脊医生是收入最高的白领职业之一。6万名整脊医生意味着美国平均每5000人就有一名美式整脊医生。美国90%以上的颈椎、腰椎疼痛症状的患者都会去看椎骨神经医生。

目前，美国脊柱矫正学已经风靡全球，其医疗技术的科学性、安全性、有效性被世界所公认。在世界各地，在近百个国家中有从欧美经过严格训练的美式整脊医生在工作，其中有60多个发达和较发达国家已经为美式整脊医疗立法，具有合法的行医资质，并且在这些国家中还设立了美式整脊学校和相关的教育机构。在欧州等发达国家与地区，整脊医生在所有执业医生中所占比例非常高。目前，在亚洲只有我国的香港地区于1993年设立了与整脊医学相关的立法制度、行医执照和管理制度。

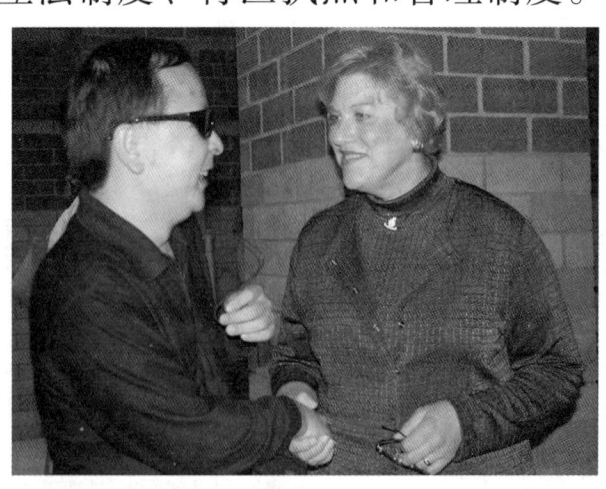

图1-3　帕默整脊大学董事长D. D. 帕默的后人Vickie. A. Palmer女士接见本书作者

世界卫生组织在 2005 年正式出版了美式整脊医学的官方指南，向全世界的会员国推广美式整脊医学，这也是美式整脊医学有时被直接称为"国际脊椎矫正学"的缘故。

第二章 美式整脊医学原理简述

脊柱的特殊解剖结构与其疾病的发生密切相关。认真学好脊柱解剖学有利于帮助我们理解神经－骨骼－肌肉系统疾病发生的机理，也是正确选择治疗手法的基本保证。本章仅简明地介绍脊柱的解剖结构，以供读者参考。

第一节 脊柱解剖

脊柱是人体的支柱，椎骨之间有椎间盘，椎管内有脊髓、神经，椎骨周围有韧带、肌肉等。椎骨的作用在于支撑体重，构成胸廓，保护内脏；椎间盘能缓冲震动与冲击；椎管保护着神经系统，使神经系统有个安全的通道。

一、脊柱

成人脊柱由26块椎骨组成，即7个颈椎，12个胸椎，5个腰椎，1个骶椎（小儿为4～5块，成人融合成1块），1个尾椎（小儿为3～5块，成人融合成1块）。

脊柱除了第一颈椎（寰椎）、第二颈椎（枢椎）、骶椎和尾骨有特殊结构之外，其他椎骨都有基本相同的结构，都由椎体、椎弓和突起组成，其周围有韧带和肌肉起到连接、稳定的作用。

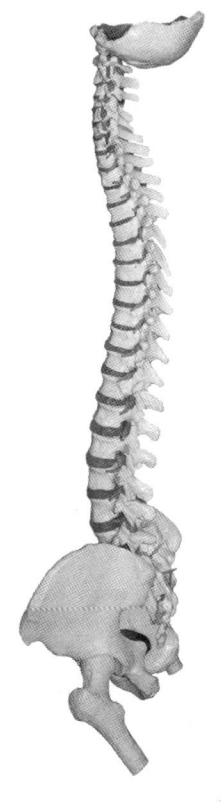

图2-1 脊柱

(一) 椎体

椎体位于椎骨前部,呈现扁圆形,占整个脊柱3/4长度。腰椎椎体最大,胸椎次之,颈椎最小。

(二) 椎弓

椎弓位于椎体后侧,由椎弓板和椎弓根组成。椎弓连接椎体的部分为椎弓根,其上、下缘各有一椎弓根切迹;上位椎骨的下切迹与下位椎骨的上切迹之间形成椎间孔。椎间孔左右各一,呈卵圆形,其中有脊神经根和血管进出。椎弓与椎体后缘形成锥孔,上、下椎骨的椎孔形成椎管。

(三) 突起

每个椎弓上有7个突起：左右各一的横突，位于正后方的棘突以及左右对称、上下各一的关节突（上关节突2个、下关节突2个）。

(1) 颈椎的横突上有一孔，椎动脉在其中穿过。

(2) 颈、胸椎的棘突突向后下方，而腰椎的棘突近乎平行。

(3) 椎骨的上关节突主要起自椎弓根部上方，下关节突主要起自椎弓板下方。上下相邻椎骨的上、下关节突构成关节突关节。

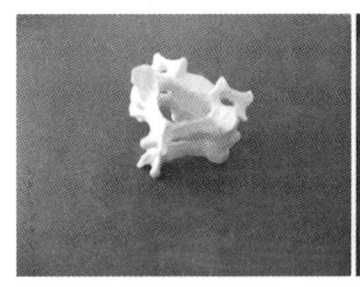 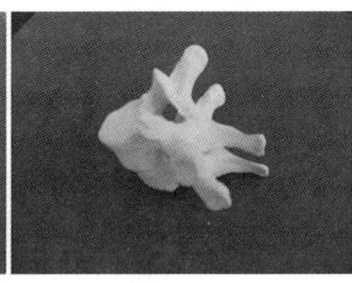 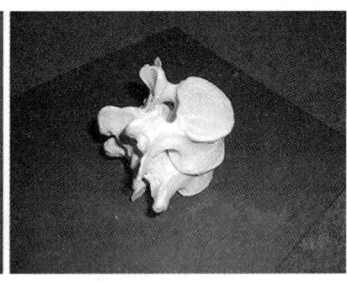

颈椎　　　　　　　胸椎　　　　　　　腰椎

图2-2　各段关节突关节比较

颈椎关节突关节面近水平位，胸椎关节突关节面近乎额状面，腰椎关节突关节面近乎矢状面。

第一颈椎结构特殊，没有椎体，也无棘突，呈现环状，故又称寰椎。寰椎由前、后弓和两个侧块组成。

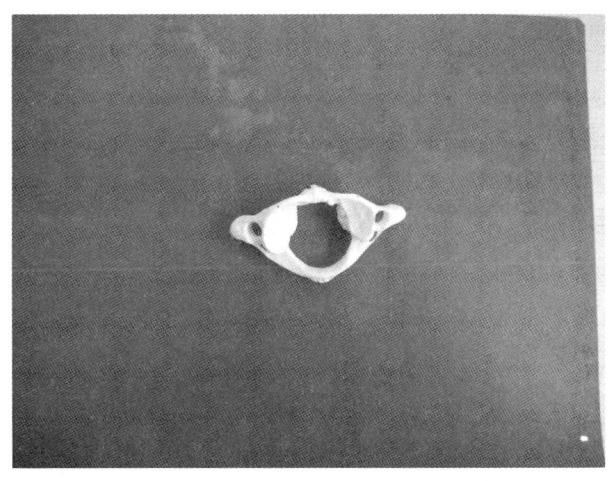

图2-3 寰椎

第二颈椎又称枢椎，在其椎体上有一小圆柱状突起，称为齿状突起。枢椎齿状突起与寰椎前弓后的关节面构成寰枢关节。

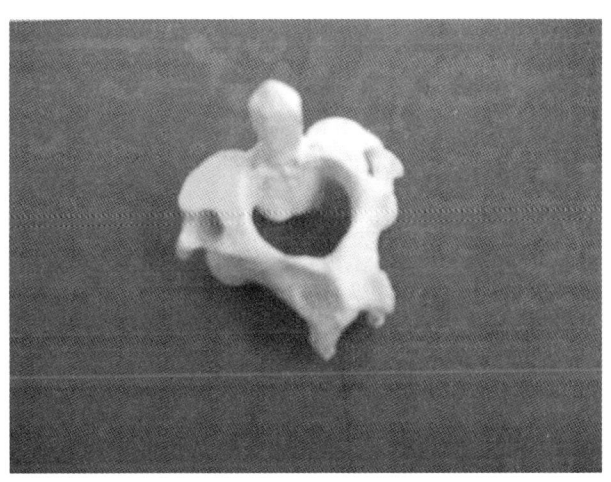

图2-4 枢椎

二、椎骨间的连结

相邻椎骨间借椎间盘、韧带和关节相连结。此外，肌肉也是脊柱稳定系统的主要组成之一。

(一) 椎间盘

椎间盘是给人类带来腰痛症状等麻烦的主要脊柱结构之一，它位于椎体之间，有连接椎体、承受负荷以及缓冲震动的功能。每个椎间盘由其外缘的纤维环、髓核以及位于上、下与椎体连接的软骨板构成。

椎间盘是椎体间的主要连接结构，协助韧带保持椎体互相紧密连接。从颈2至骶1，每2个椎骨间均有1个椎间盘，总数为23个，约占脊柱全长的1/4。

(二) 韧带

韧带、肌肉和椎间盘构成脊柱稳定的结构系统，这其中发挥最大稳定功能的是脊椎周围的韧带。因此，韧带损伤常常造成脊柱失稳。

主要连接脊椎的韧带有如下几种：

1. 前纵韧带

前纵韧带起始于枕骨的咽结节，沿各椎体前缘，停止与第一或第二骶椎前缘，是人体最长、最宽的韧带。

2. 后纵韧带

后纵韧带位于椎体后缘，起始于第二颈椎，向下沿各椎体的后缘至骶椎。

3. 棘上韧带

棘上韧带是连接各棘突后端的韧带，在颈椎部被称为项韧带。

4. 棘间韧带

棘间韧带位于相邻两棘突之间的韧带。

5. 横突间韧带

横突间韧带为相邻两横突之间的韧带。

6. 黄韧带

黄韧带起始于相邻上椎弓板的前下方，止于下方椎弓板的上部，呈黄色，其前下缘达椎间孔的下缘。当黄韧带变形时，可压迫神经。

（三）关节

关节突关节是由上下相邻椎骨的上、下关节突构成，左右对称，上下各一对。

颈椎关节突关节面近水平位，胸椎关节突关节面近乎额状面，腰椎关节突关节面近矢状面。这些关节面的方向决定了各个关节的运动范围。

（1）肋椎关节是胸椎特有关节，由各肋骨小头与胸椎体后外侧方的关节面构成。

（2）肋横突关节也是胸椎特有关节，由各肋骨结节关节面与胸椎横突肋凹构成。

（3）寰枢关节是美式整脊医学中最常矫正也是最重要的关节之一，由第一颈椎前弓正中后面的齿突凹与第二颈椎椎体正上方的齿状突构成。

（4）枕寰关节也是美式整脊医学中最常矫正和最重要的关节之一，由寰椎后弓后方凹陷与其上方的枕骨构成。

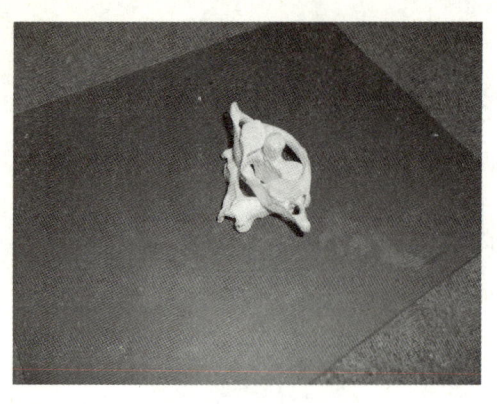
图2-5 寰枢关节

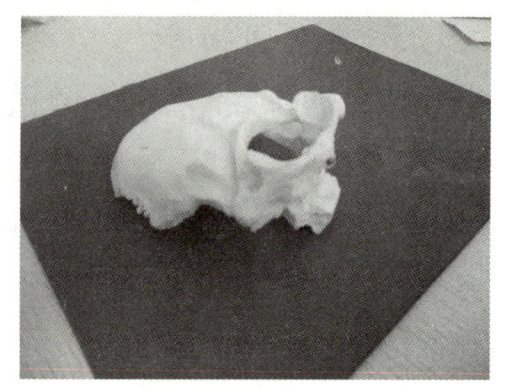
图2-6 枕寰关节

（5）椎体关节是指上下相邻椎体之间形成的关节，属于平面关节，在美式整脊医学中有其独特意义。

（四）脊柱的肌肉

肌肉是脊柱稳定系统的主要组成部分之一，有保持姿势和运动脊柱两大作用。保持姿势主要是肌肉的等长收缩，需要肌肉长时间工作。

脊柱的肌肉通常被分为：脊柱前群肌肉和脊柱后群肌肉两大组。

1. 脊柱后群肌肉

脊柱后群肌肉位于人体躯干的后部，由浅至深分为4层：

第一层：背阔肌，斜方肌。

第二层：小菱形肌，大菱形肌，肩胛提肌，上后锯肌，下后锯肌，头夹肌，颈夹肌，前锯肌。

第三层：竖脊肌，其肌束在腰部分为3个纵行肌束，最外侧为髂肋肌，中间为最长肌，最内侧为棘肌。

第四层：横突间肌，椎枕肌，多裂肌，棘突间肌，回旋肌。

2. 脊柱前群肌肉

脊柱前群肌肉位于躯干前部，从浅至深分为3层：

第一层：胸锁乳突肌，腹外斜肌，腹内斜肌，腹直肌，腹横肌。

第二层：前斜角肌，中斜角肌，后斜角肌，腰小肌，腰大肌。

第三层：腰方肌，头外侧直肌，颈长肌，头前直肌，头长肌。

三、神经

（一）脊髓

脊髓位于脊椎椎孔形成的椎管中央，长约40~50厘米，呈细长圆柱状，脊髓全长粗细不完全相同，有颈膨大和腰膨大两处相对膨大之处。

脊髓外包有3层被膜：从外到内依次为硬脊膜、蛛网膜和软脊膜。硬脊膜由致密结缔组织构成，形成一圆形长管围绕着脊髓。硬脊膜在椎间孔处包绕脊神经，变为脊神经的外鞘。

脊髓中心呈H形的灰色区域称为灰质，其周围的白色区域为白质。灰质主要由神经细胞组成，白质主要由神经纤维构成。

脊髓前动脉、脊髓后动脉和椎间动脉三大动脉负责供给脊髓血液。

（二）脊神经

神经系统共分为三大类：运动神经、感觉神经及植物神经。顾名思义，运动神经支配全身骨骼肌的运动；感觉神经主要感受体内和体外各种对身体的刺激，向大脑传递信息；植物神经每天24小时不断地自主控制掌握人体内脏等的运行，如体温、心跳、血压等。大多数情况下，神经都是混合型的，同时具有运动、感觉和植物神经的功能。

脊神经共31对，分别是颈神经8对、胸神经12对、腰神经5对、骶神经5对和尾神经1对。第一颈神经是从第一颈椎和枕骨之间出椎管；第二至第八颈神经从同序号椎骨上位椎间孔穿出。而胸神经、腰椎神经均从同序号椎骨的下位椎间孔穿出脊椎。第一至第四骶神经的前、后支分别由相应的骶前、后孔离开椎管，第五骶神经和尾神经从骶管裂孔穿出。

脊神经出椎间孔后，即分为前支和后支，它们都属于混合型神经，同时具有运动、感觉和植物神经功能。一旦椎间孔及其周围组织有骨质增生、韧带肥大、椎间盘突出等压迫性损害以及直接或间接受到周围软组织炎症等非压迫性刺激时，经由椎间孔出入的脊神经就会受到影响，进而造成该神经支配的器官组织病变。

（三）植物神经系统

植物神经又称自主神经，是整个神经系统的重要组成部分。植物神经遍布全身各组织、器官和系统，作用是调控人体的自主性和随意性活动，维持生命体征（心血管循环、消化、排泄功能等），也参与学习等高级活动过程。

当植物神经系统发生病变时，可引发非常复杂的临床症状。对于心血管系统可能出现头痛、头晕、心悸等症状，对于呼吸系统则可能出现胸闷、气短等症状。

植物神经系统是不完全独立的系统，它与脊神经系统的中枢在组织结构上相互联系，在功能上相互协调、相互影响。

植物神经分为交感神经和副交感神经两种。许多内脏同时接受交感、副交感神经的双重支配，但血管、汗腺、竖毛肌等只接受交感神经支配，而虹膜等主要接受副交感神经支配。

脊椎半脱位以及该脱位引起周围组织的无菌性炎症引发本体感受器激发神经反射，该反射可能影响其神经相对应器官的功能而产生病变。由于植物神经系统的复杂性以及对植物神经系统功能障碍客观评估的困难性，很多医生都放弃了对其病因的深入分析和探讨。脊椎神经医学体系重点强调神经系统病症与脊椎半脱位的关系，强调用整体观点分析疾病，这使得美式整脊医生常常通过看似简单的手法治愈了有"疑难杂症"的患者。

四、脊柱的生理弯曲

从侧面观察站立位的成人，他们的脊柱呈现一定的弧度。人的脊柱各段均有一定弧度，这些弧度被称为生理弯曲。正常成人的脊柱有 4 个生理弯曲，其中 2 个向后、2 个向前。脊柱胸椎段、骶椎段的生理弯曲向后凸，这是从婴儿时期就存在的生理弯曲，为原发性生理弯曲；婴儿在爬行抬头、行走站立发育过程中形成的向前凸的腰椎段和颈椎段的生理弯曲，则为继发性生理弯曲。继发性生理弯曲是在后天形成的，主要是为了适应人体日常活动生物力学平衡的需要。人体所有正常的生理弯曲都是为了使机体的生物力线处于最佳位置，以减轻脊柱稳定系统（肌肉、椎间盘、韧带等）的负担。

正常状态下，脊柱的重心线应该经过各段生理弯曲的交界线。

测量脊椎的弧度，可以通过目测做基本粗略的判断，查看对侧位脊椎 X 光片是最科学有效的方法。通过侧位 X 光片，可以诊断出机体生理弯曲是否正常、加大、减小或消失等。

脊柱生理弯曲的异常可以由脊椎半脱位引发的脊椎平衡代偿性变化造成。脊椎神经医生通过治疗来恢复和维持脊柱的生理弯曲，以避免脊椎生理弯曲异常引起相应部位的慢性损伤和病痛。

第二节　医学原理

一、概述

脊椎神经医学是一门关于神经－肌肉－骨骼系统疾病的诊断、治疗、预防以及这些病症对整体健康状况影响的医疗行业。脊椎神经医学强调徒手操作技巧，强调手法矫正治疗，特别侧重于对脊椎半脱位的矫正治疗。脊椎神经医学的哲学内涵包括整体观、平衡观、保守观、自然观等。脊椎神经医学的核心是研究人体结构和功能，特别是骨骼（尤其是脊椎）－肌肉系统的结构同神经系统调节功能之间的关系，并采用适当的方法（手法治疗为主）恢复维持人体健康。脊椎神经医学临床实践强调对神经－肌肉－骨骼系统病症的保守治疗，是非药物和非手术的医学体系。

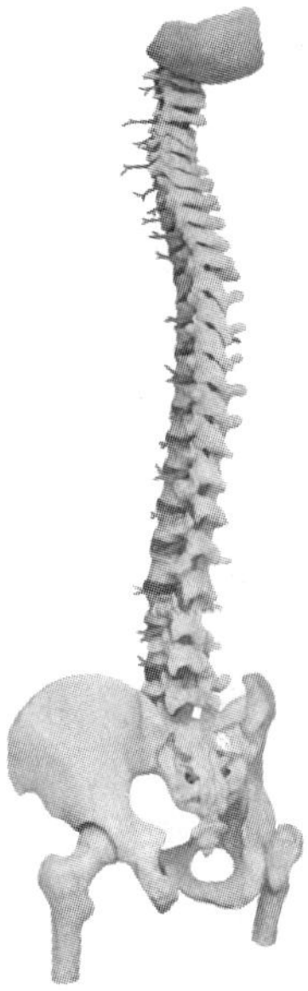

图2-7 脊椎－神经

脊椎神经医学体系之所以能从世界医学的众多体系中脱颖而出，是因为其将脊椎与神经系统联系在一起（神经－骨骼－肌肉系统）来思考维持人类健康的缘故。一切人体组织器官和系统都受到神经系统的控制，而脊柱这个神经系统的大通道一旦出现异常，自然会影响神经系统功能的正常发挥，从而进一步导致其他系统疾病的发生。这个理念由 D. D. 帕默先生于 1895 年在美国提出，经过百余年的实践、研究和发展，目前脊椎神经医学理论日益成熟，臻于完善。

二、基本原理

在精子和卵子受精后，胎儿最先形成的就是神经细胞，几周后出现中枢系统。神经系统控制着人体的全部，从细胞、组织到器官系统。美式整脊医学将脊椎的结构变化与神经（这个人体中最重要的控制系统）结合起来研究治疗疾病，以恢复人体健康。

美式整脊医学的创始人 D. D. 帕默先生提出了半脱位（subluxation）这个概念，他认为脊椎的移位或者说是半脱位不仅造成了脊柱结构性改变，同时也对进出脊柱的神经系统造成了影响，这种影响可以是直接的机械式压迫，也可能是因为脊柱病变造成其周围软组织的炎症等变化刺激了脊柱的神经系统。一旦机体的神经系统发生病变，那么健康将难以维持。同时，帕默先生还强调了人体的自愈力，他认为机体与生俱来的自我修复能力是维持健康的重要保证，而神经系统这个人体最发达的控制协调网络功能的正常运行是保证人体自愈力发挥的根本保障。

脊椎半脱位是脊椎神经医学的最基本概念，也是该医学体系的理论基础，自然也是美式整脊治疗的根本所在。脊椎半脱位是椎骨之间结构位置发生了微小的偏移，大多可以通过影像诊断学准确判断。因此，可以说半脱位是脊椎病最基本的病因和病机。

脊椎病变引起神经系统损伤和神经学症状的原因在100多年前还仅限于对机械压迫的认识，椎间孔改变、椎间盘突出、骨质增生等压迫性因素可直接导致神经系统的病变和症状。直至今日，仍有一些医学体系对脊椎-神经病变的病理还停留在机械压迫理论上。美式整脊医学早已根据临床研究以及对理论的探索分析，对脊椎-神经病变的机制做出了更全面的阐述，提出非压迫性因素在脊椎-神经病变发病机理中的作用。半脱位脊椎周围软组织的变化，如肌肉痉挛、粘连、肿胀、炎症等形成的非压迫性不良刺激同样可以影响周围神经出现神经学症状。由于神经系统对全身各器官的支配作用使其微小的病理变化都直接或间接地影响着它所支配的各个组织器官以及系统功能的正常运行，因此半脱位脊椎周围软组织的变化在多系统疾病的病因病理中扮演着重要角色。

三、整体观与科学性

美式整脊医学是一门集哲学、科学、艺术为一体的医学体系，是一门标本兼治的医学体系，它的整体观和平衡观指导医生把人体作为一个整体诊治而不仅仅针对单一的疾病。因为美式整脊医学强调人体各组织器官系统之间的相互关联，强调人体内、外环境的整体平衡，追求一种维持人体生理平衡的健康方法，从而实现消除疾病、恢复健康的目的。

美式整脊医学是最早使用X光放射影像技术的医学体系之一，目前CT、MRI诊断技术已经成为美式整脊医生的基本诊断手段之一。各种脊椎半脱位都可根据影像学精确地做出诊断，并给出明确编码，以科学地指导治疗。医生的每一次矫正发力都要有科学依据，手法的力度、速度等与治疗效果之间的关系都早有量化的研究定论，手法操作有严格的规范，从而保证了治疗的安全性与有效性。

四、手法矫正原理

脊柱是神经系统的大通道，结构上起着保护神经系统的重要作用，以保证神经传导（中枢神经与周围神经）的畅通。脊柱矢状面上正常的生理弯曲以及水平面上正常的垂直状态，是通过其中的神经发挥正常功能的基本保障。脊柱的正常结构很容易在长期的工作、生活中因慢性劳损与急性损伤而改变，造成脊椎半脱位。现实生活中，仅有很少的一部人完全没有脊椎半脱位的病理现象，然而很多脊椎半脱位患者并没有明显症状，但长期半脱位的存在终会导致脊椎的损害，从而造成相应的神经系统病变，使人体出现多系统疾病。脊椎神经医学将由于脊椎半脱位造成的脊椎结构改变和潜在的对全身神经系统功能的损害称为脊椎半脱位综合征。

无论是有症状的半脱位还是无症状的半脱位，都应得到及时矫正治疗。通过矫正治疗可直接消除脊椎结构性病变和症状，除去对神经系统的不良影响，进而连锁性改善由于脊椎半脱位间接或直接引起的相关系统疾病。人类是直立行走的脊椎动物，在工作和生活中，直立是其主要动作。由于重力作用，脊椎问题常常从承重最大的下方向上发展。遵此原理，美式整脊医生在进行矫正治疗时，都是按照从下向上的次序进行矫正。整脊医生首先会矫正被视为"地基"的骨盆，这样才能使整个人体的脊椎有个坚实而平衡的基础。从脊椎神经医学的生物力学来看，美式整脊医学的矫正治疗是从下沿着脊椎向上直至枕骨，是对作为有机整体的脊椎进行全面矫正，而不是简单地仅矫正病痛处。

美式整脊医生主要采用手法矫正脊椎，使得人们常常误以为整脊医生只是在治疗脊椎病而已，其实医生矫正脊椎只是主要手段，恢复神经系统的功能才是主要目的。

第三章 半脱位编码

目前在整脊医学界，有3种用来记录半脱位的编码体系，此3种体系各有优势和弱点。在本章中仅简略介绍美式整脊医学界最常用的帕默编码体系。

第一节 概述

一、概念

半脱位是指上下两个相邻椎骨的排列结构发生偏移，即上位椎骨以下位椎骨为参照物发生偏移，而半脱位编码则是一组代表椎骨不同脱位方向的字母组合。

二、半脱位编码的意义

半脱位是脊椎神经医学的最重要概念之一，也是矫正治疗的根本。医生在做任何手法治疗之前，都必须准确地应用X光片，从中找出半脱位脊椎的位置以及精确确定其半脱位状况，给出明确的半脱位编码，记录在病历上。

正确分析脊柱X光片，发现半脱位椎骨，确定半脱位椎骨与其相关联椎骨的移位关系，用缩写英文字母组合来表示和记录半脱位移位，我们称这种英文字母组合为半脱位编码。

由于偏移方向不同，因此半脱位有多种可能的位置。无论何种脱位，整脊医生都必须精确地做出判断，给出半脱位编码，以便在手法治疗前在大脑中形成正确的半脱位形象，这样才能选择出最恰当的矫正接触点和施力方向。反之，其手法矫正效果则难以达到复位治疗的目的，甚至可能使半脱位加大而导致患者症状加重。因此，作为一名整脊医生熟练掌握X光片诊断技术是最基本的要求。

虽然X光片影像有投影发散的情况，有时候还会出现变形，但是严格遵守X光影像学规范操作取得的X光片仍能提供给医生很有价值的信息。在临床上，医生可以考虑那些可能产生的变形是成比例的，即对上、下椎骨的影响是相同的，因此这样的对称性和微小变形不会影响医生做出正确的半脱位编码。

本书对如何在X光片上划线从而做出半脱位编码的诊断不做具体介绍，仅简要介绍一些原则及半脱位编码的使用意义，同时列出从骶椎、髂骨直至枕骨的半脱位编码。

三、半脱位编码的含义

下面列举的是美国脊椎神经医学中使用半脱位编码的缩写字母及其意义。

1. 前、后脱位的编码

A：代表"向前"。通常椎体向前偏移只出现在寰椎和枕骨，此外骶髂关节中的髂骨也有向前偏移的情况。由于枢椎齿状突起的限制，使寰椎只有向前偏移，而由于枢椎齿状突起骨折等引起的寰椎向后移位则不属于半脱位范畴。

P：代表"向后"。除了寰椎、枕骨和髂骨有向前移位的情况外，其他椎骨半脱位都是向后的，这是因为其下位椎骨的上关节突起到了限制上位椎骨向前移动的缘故。再次强调，骨折等造成的上位椎骨相对于下位椎骨的向前移位不属于半脱位讨论范畴。

这些字母总是出现在半脱位编码的最前面，医生通过对侧面X光片的分析可做出判断。这些字母也可能出现在半脱位编码的最后，出现这种情况时，下面将提示说明。

2. 左、右旋转移位的编码

L：代表"向左"。

R：代表"向右"。

这些缩写字母通常出现在半脱位编码字母组合的第二位，用来表示半脱位椎骨棘突的旋转方向，有时也用来表示半脱位椎骨左右横向的移位。在临床上，半脱位椎骨的左右旋转或左右移位是通过椎骨的前、后正位X光片来判断的。

3. 侧向楔形开口与闭合移位的编码

S：代表"向上"。表示楔形移位开口部在棘突旋转移位的同一侧。

I：代表"向下"。表示楔形移位闭合部在棘突旋转移位的同一侧。

这些字母通常位于半脱位编码的第三位，表示半脱位椎骨除前后移位和左右旋转移位之外的另一个方向的移位——侧向楔形移位。

当在前、后正位X光片上看到上位的椎骨相对于下位参照椎骨有倾斜时，就说明有侧向楔形移位了。

四、矫正接触点的缩写字母

在半脱位编码中，除了前面 3 个表示移位方向的缩写字母外，根据需要也可加上矫正接触点的缩写字母，以更准确地记录移位情况。接触点的选择需综合考虑半脱位各方向的移位，通常的矫正接触点选在楔形移位开口的同一侧，但也有例外。当脊柱有侧弯时，矫正接触点就不一定选在楔形开口的同一侧了。选择矫正接触点的基本原则是：不可选在脊柱侧弯的凹侧，也不能选在任何能够加重脊柱侧弯的方向上。具体选择矫正接触点的要点，将在本书矫正手法中详细阐述。

Sp：代表"棘突"。此为最常用的矫正接触点，但请注意寰椎没有棘突。

La：代表"椎弓板"。此为矫正 $C_2 \sim C_7$ 半脱位时最常选择的接触点。

T：代表"横突"。

M：代表"乳突"。此为矫正腰椎时最常选用的接触点。

一些用于特定骨骼（例如枕骨、髂骨）半脱位编码记录的缩写字母，将在本章的第二节中阐述，在此不再另加说明。

第二节 半脱位编码表

按照美式整脊医学从下向上的矫正次序，下面半脱位编码表也按照从骶骨、髂骨向上至枕骨的次序列出。虽然这里列出的半脱位编码已经很多，但还是省略了一些诸如骶椎半脱位编码、$C_2 \sim C_7$ 下移位的半脱位编码等。

一、骶椎半脱位编码

骶椎半脱位编码的字母排列有别于颈、胸、腰椎。其中，Base 指骶椎基底，以及腰骶关节的骶椎部分；Apex 指骶椎的骶尖，即与尾骨相连的部位。医生要认真分析 X 光片，正确区分骶髂关节处究竟是骶骨还是髂骨有移位，以及腰骶关节处到底是第五腰椎还是骶骨有移位。

表3-1 骶椎半脱位编码表

编码	移位说明	矫正接触点
P-L	骶椎左侧向后移位	左髂后上棘内侧（骶椎上）
P-R	骶椎右侧向后移位	右髂后上棘内侧（骶椎上）
PI-L	骶椎左侧向后向下移位	左髂后上棘内侧（骶椎上）
PI-R	骶椎右侧向后向下移位	右髂后上棘内侧（骶椎上）
Base-P	骶椎基底部向后移位	骶椎正中线基底部（第一骶椎棘突）
Apex-P	骶椎骶尖向后移位	骶椎正中线下方（第三骶椎棘突或以下）

二、髂骨半脱位编码

髂骨半脱位编码中虽然没有关于左右（L，R）的缩写字母，但髂骨有左右两块，因此给出的半脱位编码是针对其左右之一的，如左侧 AS、右侧 AS。髂骨半脱位编码中的缩写字母 S 和 I 分别用来指示髂骨的上、下移位，而并非是在颈、胸、腰椎半脱位编码中表示楔形开口与闭口的意义。髂骨半脱位编码中的 IN 和 EX 是其特有的，用来表示髂骨靠近（IN）骶椎正中线和远离（EX）骶椎正中线。下表中省略了个别特殊髂骨半脱位编码，如双侧 PI（DoublePI）等。

此外，同样要注意正确区分骶椎和髂骨的半脱位。

表3-2 髂骨半脱位编码表

编码	前后移位	上下移位	横向移位	接触点
AS	向前	向上	无	坐骨结节
PI	向后	向下	无	髂后上棘
IN	无	无	向内侧（靠近骶椎中心线）	髂后上棘内缘
EX	无	无	向外侧（远离骶椎中心线）	髂后上棘
AS-IN	向前	向上	向内侧（靠近骶椎中心线）	坐骨结节
AS-EX	向前	向上	向外侧（远离骶椎中心线）	坐骨结节
PI-IN	向后	向下	向内侧（靠近骶椎中心线）	髂后上棘
PI EX	向后	向下	向外侧（远离骶椎中心线）	髂后上棘

三、第五腰椎半脱位编码

5 个腰椎在形态功能上基本一致，仅因第五腰椎半脱位的参照点（骶椎）的特殊性，因此第五腰椎常可出现楔形移位开口与脊椎侧弯方向不一致的情况，故在选择矫正接触点时要谨慎。M（乳突）这个缩写字母只出现在腰椎的半脱位编码中，在其他部位没有。

表 3-3 第五腰椎半脱位编码表

编码	前后移	旋转移位	楔形开口	脊椎侧弯方向	接触点
PRS-Sp	向后	向右	向右开口	可能右侧弯	棘突
PLS-Sp	向后	向左	向左开口	可能左侧弯	棘突
PRS-M	向后	向右	向右开口	左侧弯	左乳突起
PLS-M	向后	向左	向左开口	右侧弯	右乳突起
PRI-Sp	向后	向右	向左开口	右侧弯	棘突
PLI-Sp	向后	向左	向右开口	左侧弯	棘突
PRI-M	向后	向右	向左开口	可能左侧弯	左乳突起
PLI-M	向后	向左	向右开口	可能右侧弯	右乳突起
PR-Sp	向后	向右	无	可能右侧弯	棘突
PL-Sp	向后	向左	无	可能左侧弯	棘突
PR-M	向后	向右	无	左侧弯	左乳突起
PL-M	向后	向左	无	右侧弯	右乳突起

四、第一至第四腰椎半脱位编码

表 3-4 第一至第四腰椎半脱位编码表

编码	前后移位	旋转移位	楔形开口	脊椎侧弯方向	接触点
P	向后	无旋转	无	任何一侧均可	棘突
PR-Sp	向后	向右	无	可能右侧弯	棘突
PL-Sp	向后	向左	无	可能左侧弯	棘突
PRS	向后	向右	向右开口	可能右侧弯	棘突
PLS	向后	向左	向左开口	可能左侧弯	棘突
PRI-M	向后	向右	向左开口	可能左侧弯	左乳突起

编码	前后移位	旋转移位	楔形开口	脊椎侧弯方向	接触点
PLI-M	向后	向左	向右开口	可能右侧弯	右乳突起
PR-M	向后	向右	无	左侧弯	左乳突起
PL-M	向后	向左	无	右侧弯	右乳突起

五、胸椎半脱位编码

表3-5 胸椎半脱位编码表

编码	前后移位	旋转移位	楔形开口	脊椎侧弯方向	接触点
P	向后	无旋转	无	任意侧均可能	棘突
PR-SP	向后	向右	无	可能右侧弯	棘突
PL-SP	向后	向左	无	可能左侧弯	棘突
PRS	向后	向右	向右开口	可能右侧弯	棘突
PLS	向后	向左	向左开口	可能左侧弯	棘突
PRI-T	向后	向右	向左开口	可能左侧弯	左横突
PLI-T	向后	向左	向左开口	可能右侧弯	右横突
PR-T	向后	向右	无	可能左侧弯	左横突
PL-T	向后	向左	无	可能右侧弯	右横突

六、第二至第七颈椎半脱位编码

由于第一颈椎（寰椎）的特殊性，其下面参照点是带有齿状突起的枢椎，其上方是枕骨，所以第二颈椎至第七颈椎半脱位编码的构成与寰椎半脱位编码不同。La（椎弓板）是颈椎特有的接触点。

表3-6　第二至第七颈椎半脱位编码表

编码	前后移位	旋转移位	楔形开口	脊椎侧弯方向	矫正接触点
P	向后	无旋转	无	任意侧均可能	棘突
PR-SP	向后	向右	无	可能右侧	棘突
PL-SP	向后	向左	无	可能左侧弯	棘突
PRS	向后	向右	向右开口	可能右侧弯	棘突
PLS	向后	向左	向左开口	可能左侧弯	棘突
PRI-La	向后	向右	向左开口	可能左侧弯	左椎弓板
PLI-La	向后	向左	向右开口	可能右侧弯	右椎弓板
PR-La	向后	向右	无	可能左侧弯	左椎弓板
PL-La	向后	向左	无	可能右侧弯	右椎弓板

七、寰椎半脱位编码

因为第二颈椎（枢椎）上面的齿状突起到了限制其上方寰椎的向后移位，所以我们看到第一颈椎半脱位编码都是以A（向前移位）开始的。排在编码第二位的是分别表示上、下移位的S（向上）和I（向下），在此则表示向前的开口大小（用侧面X光片诊断），而不像其他脊椎半脱位编码中用来表示楔形开口、闭口的位置（用前、后正位X光片诊断）。位于第三位的字母L、R用来指示横向左右方向的移位。第四位的字母P（向后）、A（向前）则表示横向移位时寰椎的旋转方向。

表 3-7 寰椎半脱位编码表

编码	前后移位	上下移位	横向移位	旋转移位	矫正接触点	矫正旋转方向
A-R	向前	无	向右	无旋转	右横突	无
A-L	向前	无	向左	无旋转	左横突	无
ASR	向前	向上	向右	无旋转	右横突	顺时针
ASL	向前	向上	向左	无旋转	左横突	逆时针
AIR	向前	向下	向右	无旋转	右横突	逆时针
AIL	向前	向下	向左	无旋转	左横突	顺时针
A-RA	向前	无	向右	右侧向前	右横突	无
A-LA	向前	无	向左	左侧向前	左横突	无
ASRA	向前	向上	向右	右侧向前	右横突	顺时针
ASLA	向前	向上	向左	左侧向前	左横突	逆时针
AIRA	向前	向下	向右	右侧向前	右横突	逆时针
AILA	向前	向下	向左	左侧向前	左横突	顺时针
A-RP	向前	无	向右	右侧向后	右横突	无
A-LP	向前	无	向左	左侧向后	左横突	无
ASRP	向前	向上	向右	右侧向后	右横突	顺时针
ASLP	向前	向上	向左	左侧向后	左横突	逆时针
AIRP	向前	向下	向右	右侧向后	右横突	逆时针
AILP	向前	向下	向左	左侧向后	左横突	顺时针

八、枕骨半脱位编码

虽然从严格意义上来说，枕骨不属于脊椎，但对于它的矫正治疗在临床上具有很重要的意义。枕骨半脱位编码的结构与其他脊椎的半脱位编码大不相同。在诸多美式整脊手法体系中，如上位颈椎矫正体系、枕骨－骶椎矫正体系等都强调了对枕骨治疗的重要临床意义。

表3-8 枕骨半脱位编码表

编码	前后移位	上下移位	侧向移位	移位旋转方向	矫正接触点
AS	向前	向上	无	无旋转	眉间
AS – RS	向前	向上	向右	无旋转	眉间
AS – LS	向前	向上	向左	无旋转	眉间
AS – RS – RA	向前	向上	向右	右侧向前	眉间
AS – RS – LA	向前	向右	向左	左侧向前	眉间
AS – LS – RA	向前	向上	向左	右侧向前	眉间
AS – LS – LA	向前	向上	向左	左侧向前	眉间
AS – RS – RP	向前	向上	向右	右侧向后	眉间
AS – RS – LP	向前	向上	向右	左侧向后	眉间
AS – LS – RP	向前	向上	向左	右侧向后	眉间
AS – LS – LP	向前	向上	向左	左侧向后	眉间
PS	向后	向上	无	无旋转	颞骨
PS – RS	向后	向上	右侧	无旋转	右颞骨
PS – LS	向后	向上	左侧	无旋转	左颞骨
PS – RS – RA	向后	向上	右侧	右侧向前	右颞骨
PS – RS – LA	向后	向上	右侧	左侧向前	右颞骨
PS – LS – RA	向后	向上	左侧	右侧向前	左颞骨
PS – LS – LA	向后	向上	左侧	左侧向前	左颞骨
PS – RS – RP	向后	向上	向右	右侧向后	右颞骨
PS – RS – LP	向后	向上	向右	左侧向后	右颞骨
PS – LS – RP	向后	向上	向左	右侧向后	左颞骨
PS – LS – LP	向后	向上	向左	左侧向后	左颞骨

第四章 美式整脊医学注意事项

第一节 适应证

随着研究的深入发展，人们越来越意识到脊椎与人体健康的密切关系。与脊柱相关的疾病几乎涉及人体的各个系统，其中明确与脊椎半脱位有关的脊源性疾病有（但不仅限于）如下常见疾病，它们都是美式整脊医学的适应证。

一、运动系统

腰椎间盘突出症、坐骨神经痛、脊柱小关节紊乱症、颈椎综合征、颈腰综合征、肩背疼痛综合征、挥鞭综合征（车祸颈椎后遗症）、腰椎滑脱、手臂麻木、脊柱侧弯、脊椎急性损伤（如车祸、摔伤等）、骶髂关节炎等。

二、神经系统

颈性眩晕、颈性头痛、颈源性失眠、排汗异常等。

三、感觉系统

脊源性听力障碍、颈源性视力障碍等。

四、呼吸系统

脊源性哮喘、胸闷等。

五、消化系统

脊源性腹泻、脊源性便秘等。

六、妇科

脊源性痛经、月经失调、脊源性不孕症、脊源性闭经等。

七、泌尿生殖系统

脊源性性功能障碍、脊源性排尿异常、脊源性不育症等。

八、内分泌系统

脊源性高血糖等。

九、循环系统

脊源性高血压、脊源性心痛、胸闷等。

十、整形

含胸驼背、脊柱侧弯等。

十一、保健性治疗

慢性劳损、预防性治疗等。

十二、其他

慢性疲劳综合征、电脑综合征等。

第二节　禁忌证

美式整脊医学是一种见效快、无痛苦、无副作用、安全度高的医学治疗体系，手法操作是美式整脊的基本治疗手段。整脊医生应清楚了解不适合手法操作的因素。

禁忌证通常包括相对禁忌证和绝对禁忌证。相对禁忌证包含非适应证（即手法治疗无疗效，但也没有危害）、非绝对禁忌证（即治疗时需要，但应慎重选用治疗手法的病症）。而绝对禁忌证则是指任何手法治疗都不适合，并且手法治疗将给患者带来极大风险的病症。

下面是世界卫生组织在2005年对其成员国提出的"脊椎神经医学指南"中列出的21种脊柱手法治疗的绝对禁忌证。

整脊医生应将21种绝对禁忌证牢记在心，如果就诊时发现此类患者应及时转诊，不可延误病情，更不可进行任何的尝试性治疗。

（1）畸形，如枢椎齿突发育缺陷、不稳定齿状突等椎骨畸形。

（2）急性骨折。

（3）脊髓肿瘤（包括良性和恶性）。

（4）脊柱恶性肿瘤。

（5）硬脊髓膜肿瘤。

（6）脊髓或椎管内血肿。

（7）骨髓炎、化脓性椎间盘炎、骨结核等脊柱感染性疾病。

（8）伴有严重进行性神经缺损的重度椎间盘突出症。

（9）上颈椎颅底凹陷症。

（10）小脑扁桃体下疝畸形。

（11）椎体脱位，其程度远远超过脊椎神经医学的"半脱位"。

（12）巨细胞瘤、成骨细胞瘤等侵袭性良性肿瘤。

（13）已装有内固定等稳定装置的脊柱。

（14）肌肉或其他软组织的赘瘤性疾病。

（15）克匿格征或莱尔米特征阳性。

（16）先天性广泛性关节活动过度。

（17）严重脊柱失稳（如韧带松动等）。

(18) 脊髓空洞症。

(19) 颅内高压、脑积水。

(20) 脊髓纵裂。

(21) 马尾综合征。

第三节 适应对象

脊椎神经医学的适应对象范围很广，无论是刚出生不久的婴儿还是白发苍苍的老人，无论是急性车祸受害者还是慢性骨关节疾病的患者，都可以是整脊手法的适应对象。此外，孕产妇和经期妇女也是适应对象。在美式整脊医学体系中，有专门针对儿童、孕妇的特殊辅助装置。

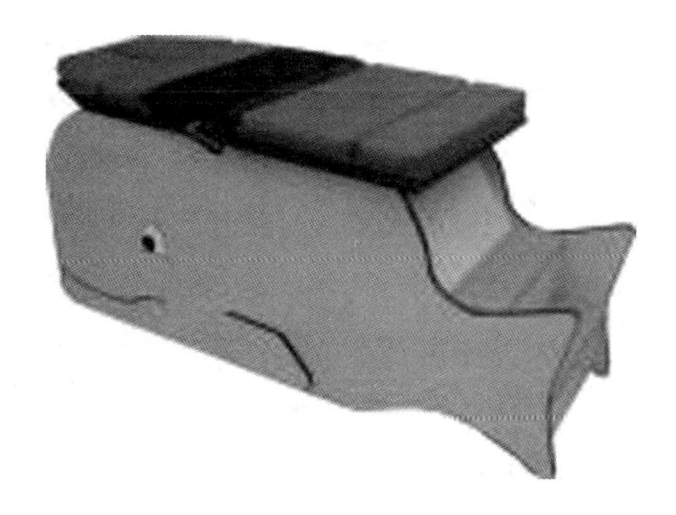

图 4-1 儿童整脊治疗床

对于有下列情况者，虽不属禁忌证范畴，但需小心谨慎，可考虑选用轻力度、低速度和无反冲力的手法。

(1) 有出凝血障碍患者。

(2) 高血压没有得到很好控制者、血压过低者。

（3）空腹患者、过饱患者、血糖过低者。

（4）精神不正常患者、诈病者。

（5）严重骨质疏松症患者。

（6）有急性脑血管病病史患者。

（7）紧张不配合治疗者，或对此疗法有抵制者。

（8）治疗部位有严重炎症者。

第四节 注意事项

一、医生的注意事项

（1）牢记禁忌证和注意事项，抱着对患者高度负责的心态从事医疗实践。

（2）要及时督促绝对禁忌证的患者转诊，切不可延误治疗时机。

（3）严格遵守诊疗规范，全面考虑患者情况，做出正确诊断后方可实施治疗方案。

（4）医生更应注意在心理上和生理上保护好自己，给患者树立良好的健康楷模。一个不自爱的医生是不会真心地爱护患者的！

（5）医生在治疗过程中，要时刻注意观察患者的反应，随时与患者沟通，详细告知患者注意事项，并适当宣传预防与康复知识。

（6）医生决不能滥用手法，更不能进行尝试性治疗。尽量避免使用风险大的手法施治。对于每一次手法操作，都要有所依据。

（7）不盲目追求矫正过程中的"咔嗒"弹响声，弹响声的有无、大小以及音质与矫正的成功与否无必然联系。

（8）遵守医护人员的基本卫生规范，如工作时不可穿戴暴露体表的金银首饰等。

二、患者的注意事项

（1）向医生提供完整真实的疾病信息（如症状、既往病史），提供相关影像诊断资料，不隐瞒疾病信息，不提供虚假信息。

（2）就诊时，携带近期在其他医疗机构所作的 X 光、CT 或 MRI 报告单及化验单、有关病历、服用药物的说明书等，以便医生综合考虑做出正确诊断，避免重复治疗、过度治疗。

（3）接受治疗前，做好准备（如上厕所，避免空腹、饱腹，控制好血压等），放松精神，相信医生的治疗。

（4）矫正治疗后，应避免重负荷工作（如抬重物等）、剧烈活动（如有较多跳跃动作的现代体育活动）和急速运动（如有急速旋转扭腰、扭头等动作的舞蹈）。

（5）矫正后 2 小时内，如矫正部位有微微发热和轻度酸痛，属于正常反应。如果反应过重或者持续时间过长，请及时与医生联系。

（6）坚持完成整个疗程的治疗。治疗是个体生物修复过程，很难一蹴而就，需要一定的时间。通常治疗 3~13

次为一个疗程。此外，矫正治疗间隔时间如果过短，无疑是一种拔苗助长的行为，甚至会起到反作用。根据病情严重程度，通常矫正治疗隔日1次或者每周2次较为适宜，矫正之外的辅助性治疗可以每日1~2次。

（7）认真学习领会并坚持运用脊柱相关疾病预防知识，如使用电脑转椅、穿平跟鞋、坚持科学适度的运动，避免一些剧烈的现代运动，均衡膳食营养，保持良好心态，定期进行脊柱检查保健治疗等。

（8）保健性的就诊，建议1~2周进行1次即可。

（9）在手法操作过程中，不要以医生是否造成"咔嗒"弹响声作为矫正复位成功的标志。

第五节　脊椎矫正偶发事件与应急处理

脊椎神经医学已被公认为是安全性高、疗效显著的医学体系，这来自于该医学体系完整的科学性以及对专业医生严谨的教育培训。但由于患者个体的差异，加之一些复杂病症的不可预测性，有时偶发事件也在所难免。

一、症状加重

症状加重的情况极少发生，即使发生多数也属正常反应，应向患者解释说明。但也有因手法和诊断不当而造成的。对此，医生应严格认真地遵守医学规范，做出正确诊断，不做任何尝试性治疗，掌握好适应证，不治疗绝对禁忌证患者。

二、心慌头晕

心慌头晕多偶发于初次接受治疗者,与患者的紧张情绪关系密切;也可能与患者的低血压、空腹、低血糖或者疲劳相关;极少数与医生手法的不熟练或者滥用有关。处理措施包括让患者喝点温开水,休息片刻;消除低血压、低血糖等因素;医生规范使用手法操作。

三、胸部感觉不适

此问题多发生在做胸椎矫正时(尤其是胸椎中部、下部),医生发力时机与患者呼吸没有配合好;极少数是因为患者胸部有陈旧性损伤。对此情形,可让患者适当休息几分钟后,再用相对轻力度手法矫正,同时医生注意指导患者正确进行呼吸配合。

四、骨折

骨折的发生极为罕见。只要医生严格掌握适应证和禁忌证,控制好力度,避免暴力操作,骨折可完全避免。一旦发生骨折,应立刻送骨外科治疗。

第五章　美式整脊医学的诊断技术

诊断是金，治疗是银。虽然矫正手法很重要，但没有正确的诊断，就不可能"对症"做出适当的矫正治疗。正确诊断有两方面的重要意义：第一，判断疾病是否属于美式整脊的治疗范围；第二，在美式整脊适应证范围内，指导治疗。

下面是在美式整脊适应证范围内，整脊医生进一步进行诊断使用的常用诊断技术。

第一节　长短腿分析检查

人是直立行走的脊椎型动物，脊柱是人体的中轴，起着支撑体重、保护脊髓与脊神经的作用，是人体神经的大通道。俗话说："万丈高楼平地起"。而美式整脊医学对脊椎矫正的次序也正是从下至上。因为，人体下部脊椎位置的改变必然影响到上部脊椎的平衡，进而导致诸多继发性半脱位的发生。

美式整脊诊断技术的特点之一就是对患者两腿长短的分析。人类下肢的长短变化可能由三方面的原因造成：一是解剖学原因；二是生理性原因；三是病理性原因。

通常情况下，美式整脊医生首先要排除解剖学和生理性原因，如先天畸形、骨折等因素；其次是病理性原因，如关节粘连、肌肉痉挛、关节周围肌肉松弛、关节水肿等都可能导致患者双下肢长短不一。

在确切排除上述造成双下肢长短不一的病因后，整脊医生便可通过对患者长短腿的分析，对脊椎变形、半脱位做出具有极高价值的诊断，特别是对骨盆的矫正提供了第一手的信息。

人体下肢通过髋关节与骨盆直接发生关系。当患者俯卧在治疗床上，骨盆与地面平行后，骨盆的旋转、倾斜等变化都将直接反映在患者的双下肢上。

在进行患者长短腿分析检查时，要求患者俯卧在治疗床上，双脚伸出治疗床的底部，放松身体，并保持身体在治疗床的中央线上，不可偏歪，否则会影响诊断的准确性。

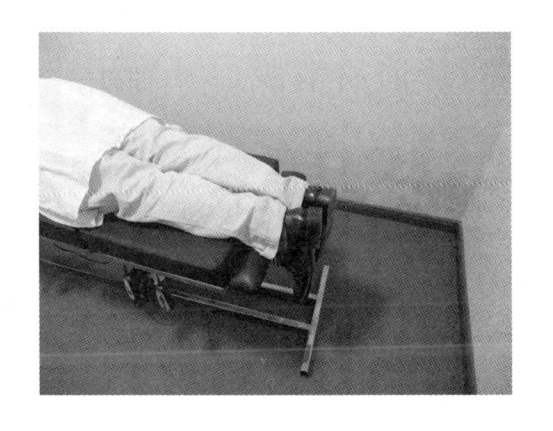

图5-1　长短腿检查①　　　　图5-2　长短腿检查②

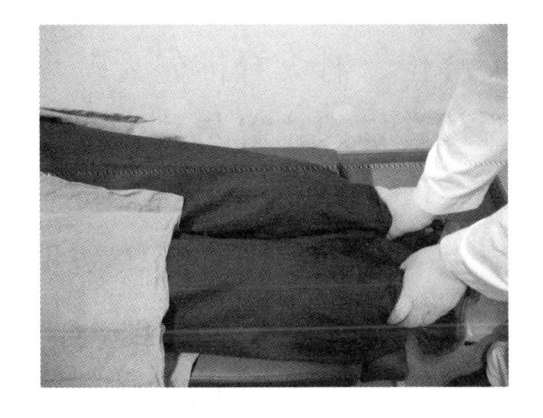

整脊医生站在患者足侧，正对治疗床中央线。首先，医生进行目视检查，观察患者两腿长短，然后用双手轻轻接触患者双脚行对照测试，如合拢双脚进行比较等。以双下肢的内踝、足跟、足尖等作为对照点，比较双足的对称性、足的内外翻转等。

第二节 静态触诊与动态触诊

触诊是一种传统而又具有很高临床价值的诊断手段，美式整脊医学体系的触诊分成静态触诊和动态触诊两大部分。

一、静态触诊

通过触诊脊柱周围的韧带、肌肉、皮肤及其深层脊椎结构，可获得如下诊疗信息：

（1）体表温度有无异常，有无皮肤病，皮肤及肌肉弹性如何以及有无外伤等。

（2）主要以棘突作为体表参照物，触诊有无棘突、横突移位，有无脊椎先天畸形、侧弯、前后滑脱，并确定半脱位脊椎的位置与移位情况。

（3）根据关节部位的僵硬、肿胀以及肌肉的挛缩、压痛点、条索与硬结等，初步确定半脱位脊椎的位置。

整脊医生要能做到通过表层覆盖的软组织，发现深层脊椎结构（椎弓板、横突等）及其相对位置，这需要反复训练和认真实践。

但是静态触诊的结果有时候并不可靠，主要因为脊椎棘突常有不同程度的畸形以及脊椎本身的先天性畸形，这些都给静态触诊带来了诸多失误的可能。虽然脊椎畸形（如寰椎、枢椎的畸形）发生几率很低，但一旦判断失误，将会给矫正治疗带来极大风险。

静态触诊举例：胸、腰椎的静态触诊。

患者俯卧治疗床上，医生用食、中、无名指三指触诊，以食、无名指夹住棘突，中指轻置棘突上，由上而下滑动触诊，比较所有脊椎是否成一直线，有无棘突移位、滑脱、先天畸形及脊柱有无侧弯、驼背等。

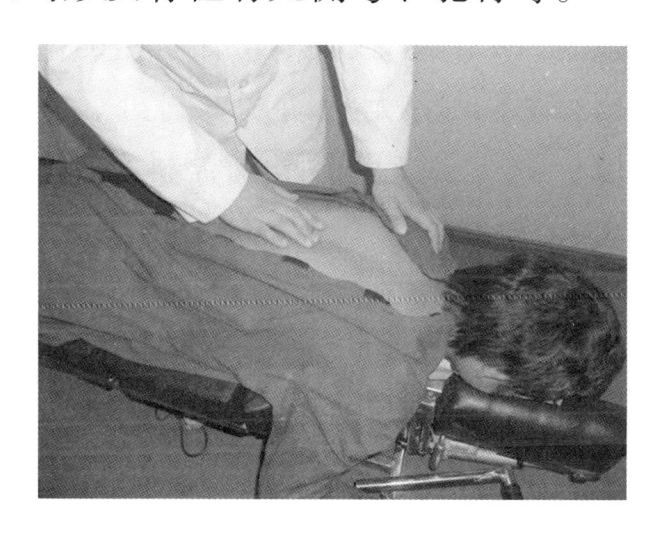

图5-3 静态触诊（胸椎）

二、动态触诊

动态触诊有着静态触诊不可替代的作用，其弥补了静态触诊的一些局限性，主要用来检查和评定脊椎关节在被动移动下，其活动度、阻力及附着性等。动态触诊有两大作用：一是在诊断过程中，结合静态触诊、症状、X光片分析等综合考虑以发现半脱位脊椎，并确定其移位编码，指导整脊医生选择正确矫正手法；二是在矫正治疗后，动态触诊可用来评估矫正复位是否成功，并提供脊椎关节活动度等指标。

动态触诊与静态触诊一样，都需要医生长期练习与反复实践才能真正掌握。触诊要点也同静态触诊一样，既要能感知脊椎关节结构的病理状态，同时又要尽可能地做到轻柔触摸，切不可用力过度。另外，动态触诊的主要注意力应放在感知脊椎关节的活动度上。

脊椎半脱位必然导致脊椎关节活动度的减小，甚至关节附着度呈低活动度或者无活动度。另外，一些脊椎关节表现活动过度，这是对有半脱位脊椎活动受限的一种代偿。

确诊半脱位的一个基本原则：半脱位脊椎的参考点一定是与其相邻的下位脊椎。因此，在诊断时，应比较与脱位脊椎相邻的与上下两节或其上脊椎的活动度。

动态触诊举例：腰椎的动态触诊。

医生用食、中、无名3个手指，中指放在受测脊椎的棘突上，而食指放在其上位脊椎棘突上，无名指放在其下位脊椎棘突上。医生的另一只手放在患者肩部，用来主动移动和引导脊椎活动（如侧方弯曲、旋转、前屈、后伸等），注意此时患者是被动的，而不是主动的。

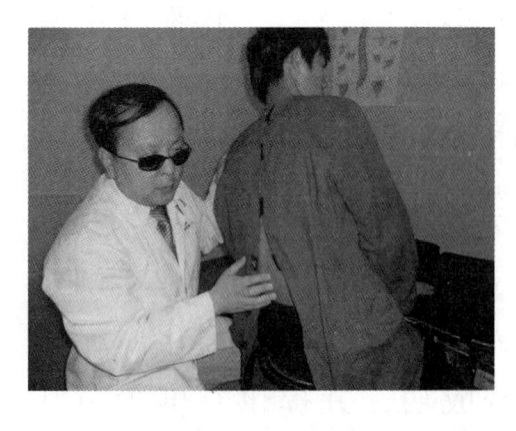

图5-4　动态触诊①　　　　　　图5-5　动态触诊②

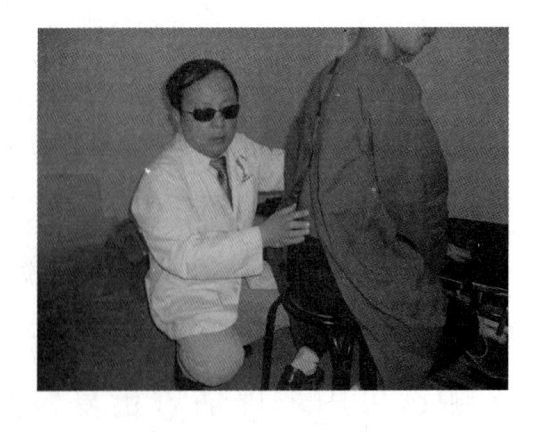

第三节 肌肉检查

美式整脊医学是关于神经-骨骼-肌肉系统疾病治疗的医学体系，重视对肌肉状况的检查与评估。肌肉与神经有着不可分割的联系，如肌肉萎缩可能由同侧周围神经或神经根损害所致；运动神经元受损则可产生肌力下降或丧失，甚至出现部分或者完全瘫痪。

由于神经系统神经分支的存在，一块肌肉可能同时受到来自多个神经的支配，所以医生必须认真分析肌肉检查结果，最终确定受损神经部位（即脊髓的神经节段），从而正确指导对脊椎半脱位的分析，取得最佳治疗效果。

一、肌力检查

肌力检查的检查对象为人体运动神经所支配的骨骼肌，检测内容为骨骼肌的肌力。人体有数百块肌肉，为得到精确的肌力检查结果，医生一定要掌握与肌肉-神经相关的解剖学知识，清晰地了解肌肉的起止点，及其收缩所产生的运动方向、关节活动度、肌肉代偿性运动等。

肌力检查时，医生首先要了解患者病情，从患者健侧肌肉开始检查，以健侧正常肌力作为参考来分析患侧肌力，切不可一开始就给患侧肌肉加过大的阻力，以防止给患者造成损伤。此外，医生要指导患者采取正确准备姿式，使被检查肌肉的可能代偿性肌肉无法发挥作用，以去除代偿性肌肉的作用，然后嘱患者收缩肌肉做动作，医生则对此动作给以由小到大的阻力，同时用手触摸患者肌肉，以感知肌肉收缩情况。医生要注意患者是否有代偿性运动，并随时注意关节的活动度（切不可超过关节的生理活动度）。

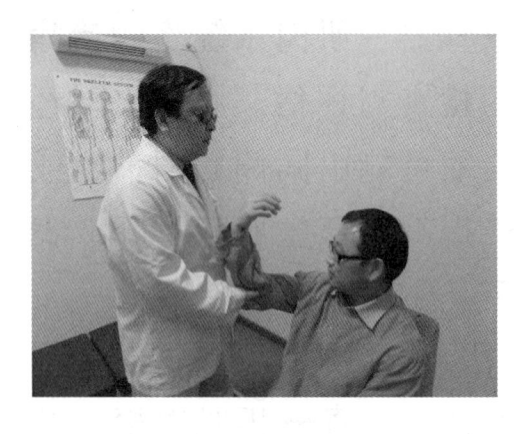

图 5-6　肱二头肌肌力检查　　　　　图 5-7　握力检查

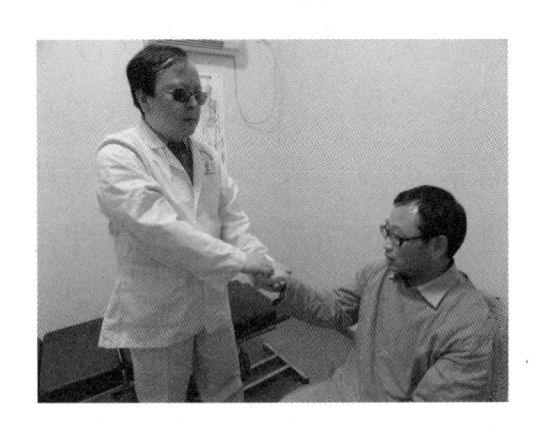

肌力大小通常分为 6 级：从肌肉完全没有收缩（0级）到能在自身重力和适当外加阻力下仍能顺利地做运动（5级），此 0~5 级属正常肌力。

二、肌容积

肌容积主要反映肌肉的营养状况。通过观察肌肉有无萎缩、肥大，以及测量四肢特定部位的周径，比较肢体两侧数据差，来判断肌肉的萎缩和营养状态。肌肉萎缩提示该肌肉的运动神经可能有损伤。

三、肌张力

肌张力是肌肉的紧张度，它由脊髓反射来维持。肌张力增高时，医生被动运动患者肢体时感觉阻力增大，肌肉较僵硬；肌张力减低时，医生被动运动患者肢体时感觉阻力较小，肌肉松软。临床上肌张力检查的意义是：肌张力异常是由脊髓反射弧出现障碍造成的。

第四节　影像诊断学

影像诊断学在美式整脊医学体系中占有很重要的地位。脊椎神经医学是世界上最早采用X光技术作为最基本诊断方式之一的医学体系。近几十年来，随着CT、MRI以及超声影像诊断技术的普及与应用，脊椎神经医学的诊断手段更加丰富，但对于脊椎半脱位的诊断还是必须以X光片作为根本依据，其他影像诊断技术如CT、MRI，虽然也有很高的临床意义，但多用来帮助医生全面掌握病情与判断预后。

一、X光影像诊断技术

整脊医生早在100多年前就将X光影像诊断作为基本的诊断技术，至今仍然是整脊医生用来确诊脊椎半脱位最直接、最根本的临床诊断依据。它利用X光射线穿透人体，在X光片上形成影像技术。X线检查能够直接显示脊椎的各种改变，发现脊椎半脱位的部位与类型，同时帮助医生首先排除脊椎神经医学的非适应证，从而保证及时转诊或会诊。

X光片能提供诸多具有临床诊疗意义的信息：①诊断骨质疏松症需要的骨密度、骨坏死以及骨折、骨质增生等；②一些骨病的重要诊断依据，如骨结核、骨肿瘤等；

③脊椎生理弯曲的改变，如生理弯曲消失、变直、反张以及脊柱侧弯等；④发现脊椎的先天畸形，如颅底凹陷征，以及后天外伤等造成的脊椎变化。此外，X光影像诊断技术可弥补触诊等诊断技术的不足。因为在脊椎畸形的情形下，即使是经验最丰富的医生，触诊也会变得不那么可靠。另外，动态X光片能看出骨关节失稳等病理变化。

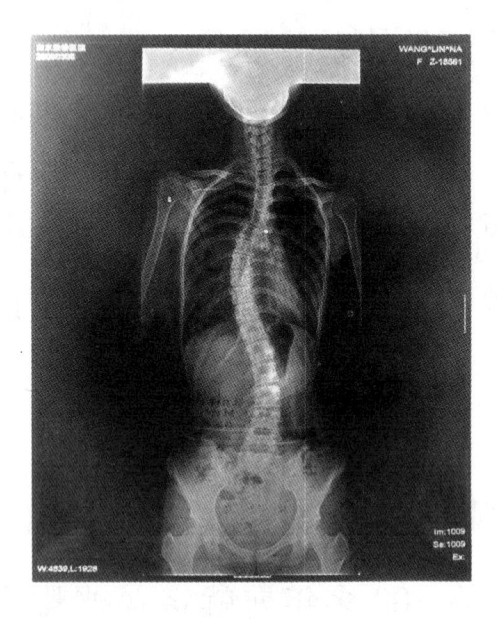

图 5-8 全脊柱 X 光片

美式整脊医学强调整体性，其生物力学理论要求医生对整个脊柱进行综合分析，因此全脊柱X线片分析在脊椎矫正中具有举足轻重的作用。全脊柱X线片包括：脊椎所有节段，即从颈椎到骨盆的前后正位片、侧位片以及容易被人们忽视的上位颈椎的前、后开口正位片。拍摄脊柱X光片时，患者应取站立位，拍摄机器技术参数应一致。

通过对全脊柱X光片的分析，医生可以区分出原发性脊椎半脱位和继发性脊椎半脱位，并通过对全脊柱X光片的划线判读，得到完整的脊椎半脱位信息，从而正确地指导手法治疗。此外，脊椎侧弯的精确测量也需要全脊柱X光片。

二、CT 诊断技术

CT（X线计算机断层成像技术）和 MRI（磁共振成像技术）在上世纪 70 年代开始得到发展与普及。此两项诊断技术的应用，极大地提高了神经-骨骼-肌肉系统疾病的诊断水平。

CT 技术和普通 X 光技术的相同之处是两者都利用 X 光进行透视诊断。不同之处是 CT 将信息进行计算机处理，并重建影像，显示人体断层解剖影像。CT 的密度分辨率远远高于普通 X 光片，病变组织与周围组织的密度差是 CT 诊断的主要依据。通过对 CT 多幅图像的分析，可三维地了解器官的大小、形状和组织器官之间的解剖关系。

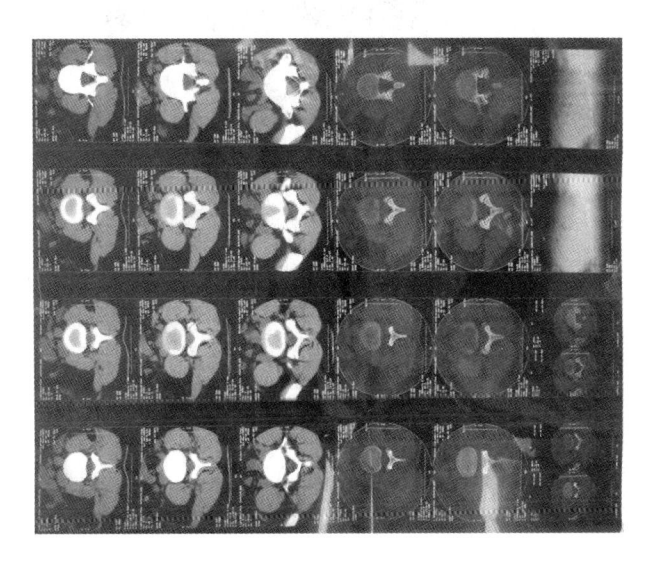

图 5-9　CT

CT 检查可分平扫、造影扫描、造影增强扫描以及螺旋 CT 扫描等，普遍用于中枢神经（如脑、脊髓）疾病的检查，此外对椎间盘突出症的诊断也有良好的临床可靠性。

三、MRI 诊断技术

MRI（磁共振成像技术）发展较晚，成本昂贵，但因其独特的临床影像诊断优势，目前已得到相当普遍的应用。MRI 技术是利用原子核在磁场内共振产生信号，再经计算机处理重建人体解剖结构的影像技术。MRI 可获取人体各断面（如冠状面、矢状面、水平面）及几乎任何方向断面的影像，因此可清晰而逼真地显示人体解剖结构。

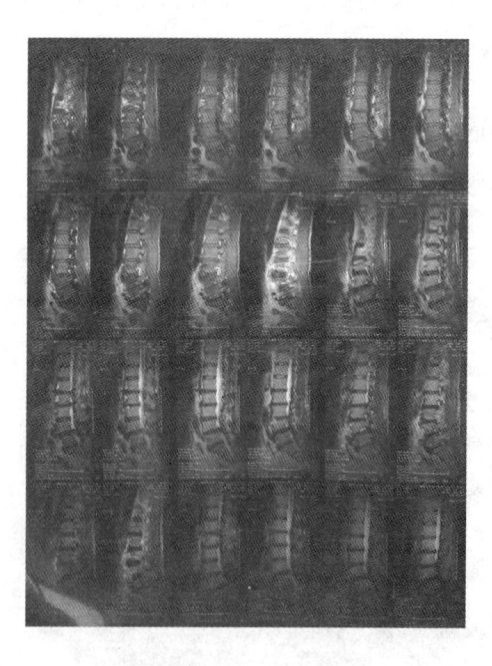

图 5-10 MRI

在椎间盘影像诊断方面，MRI 有着明显高于 CT 的优势；而在诊断骨关节内部病变及软组织病变方面，MRI 则更其优势。

第五节　温度分析

温度是人体最基本的生命参数之一，也是所有医学常规查体项目，因此在生理研究和病理检测中有着特殊的临床意义。但在美式整脊医学中，对温度变化的临床诊断意义被提高到了一个新的高度。整脊医生使用一种专门用来检测同节段高度脊椎两侧温度差的仪器—脊椎温度计。使用脊椎温度计判断脊椎半脱位的位置是多数美式整脊医生重要的诊断手段，尤其对于冈斯德体系医生来说，脊椎温度计更是他们诊断必不可少的工具（参见本书"冈斯德体系"）。

温度分析法在美式整脊医学中得到广泛应用，主要归功于美式整脊医学超前的关于半脱位-神经刺激的病因理论，即不仅机械压迫刺激能够导致神经学病变，非压迫性刺激（炎症）同样可以导致神经学病变。

正常人的体表温度是相对均一，并左右对称的。一旦体表温度发生异常，则意味着可能的病理因素的存在。对体表温度的感知是医生触诊的内容之一。医生需要感知体表温度的高低，特别是左右温度的对称性。一个有经验的医生能感知到 0.5℃ 以上的体表温差。

美式整脊医学的一个重要发展者冈斯德博士发明了这种特别的脊椎温度计（nervo-scope）。温度计有两个温度探测头，安装在温度计的下方，如同小闹钟的两只脚。测量时，医生将两个探测头分别接触患者同节段脊椎左右两侧皮肤，慢慢地向上移动。脊椎温度计有很高的灵敏度，并随着科学技术的发展，特别是数字技术的发展，用来分析脊柱温度的诊断仪器种类更多了，功能也更灵敏了，诊断结果更是一目了然。

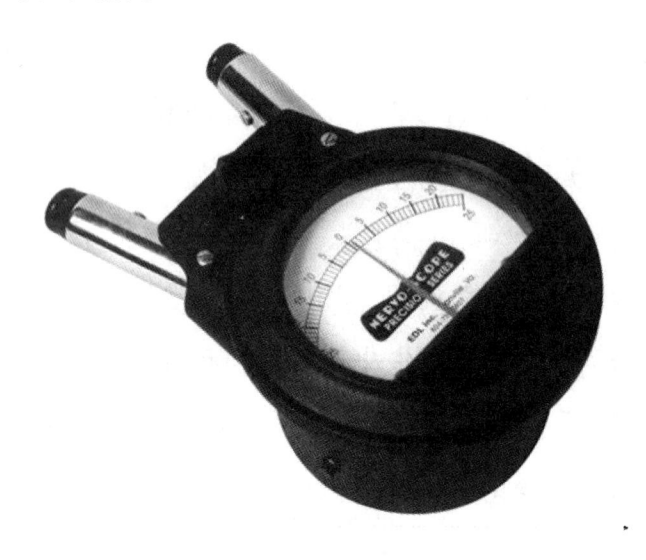

图 5-11　冈斯德脊椎温度计

当脊椎发生半脱位时，其节段体表温度因为受半脱位引起的炎症等反应而出现温度升高。利用脊椎温度计，美式整脊医生可以精确地发现温度升高的部位，从而为脊椎半脱位位置的准确判定提供了 X 光片之外的又一科学依据。在矫正后，脊椎温度计还可用来评估矫正后的疗效。

第六节　步态和站姿的分析

一、步态

步态是人们步行时的姿势。当患者患有脊柱疾病时，通常都有其特定的异常体位和步态，分析这些异常体位和步态对临床诊断有着重要的参考价值。在帕默整脊大学，关于这些内容的教学被列在生物力学的课程中。

通过观察患者的步行方向、步行速度与步幅、两脚位置的对称性等，医生可以了解患者全身运动的协调性，分析与判断患者脊椎病变的所在位置。

造成异常步态的原因有很多，其中包括：关节活动受限、脊椎神经根受压迫、腰痛等引起的保护性异常；运动感觉系统障碍、肌无力等引起的软组织异常、共济失调；脊柱等关节结构的病理改变等。

异常步态有很多，常见的有：醉汉步态、蹒跚步态、间歇性跛行、疼痛性跛行、减痛步态、偏瘫步态等。

二、站姿

医生分析患者的异常站姿，并对其生物力学进行研究，将有助于医生发现患者机体的代偿性变化和脊椎结构生理变化，从而帮助医生找出患者原发性的脊椎病变部位。

在临床实践中，医生观察患者的异常站姿时，要注意区别先天性的异常站姿，另外还要注意患者是否有脊柱侧弯、驼背、翼状肩、两肩高度不一致、骨盆旋转、骨盆倾斜角过大或过小、O型腿、X型腿、头部歪斜等体征。

第七节　神经学检查

X光片等影像诊断技术是美式整脊医学的主要诊断手

段，为进一步全面而准确地掌握病情（如病变部位、性质、程度、范围等），神经学检查也是美式整脊医生必用的检查手段之一。

一、一般神经学检查

受植物神经支配的血压、心率和体温是美式整脊医生查体的最基本项目。从广义上来说，本章第三节的"肌肉检查"、第五节的"温度分析"也都属于神经学检查范畴。

神经学检查中，神经反射检查具有重要的临床意义，反射检查结果的异常（减低或者加强）预示着患者的神经反射弧发生了障碍。如同肌肉检查一样，医生应检查患者两侧的神经反射并加以比较，首先从健侧开始检查，一旦两侧反射结果不一致，则意味着病变的存在。

神经反射检查有：深部反射、腹壁反射、病理反射（如巴彬斯基试验、奥本海姆试验、戈登试验）等。

二、徒手检查

在神经学检查中有大量的徒手检查，这些检查操作方便，对神经损害的部位和性质以及骨关节病症有很好的诊断意义。例如，颈压轴试验阳性反映了上肢症状加重，表示患者可能有椎间孔周围病变、神经根受压等损害。

医生常使用的神经学徒手试验有很多，如颈牵引试验、臂丛神经牵拉试验、直腿抬高和直腿抬高加强试验、"4"字试验、股神经伸展试验等。这些实验主要用来诊断脊椎关节功能紊乱、胸腔出口综合征等。

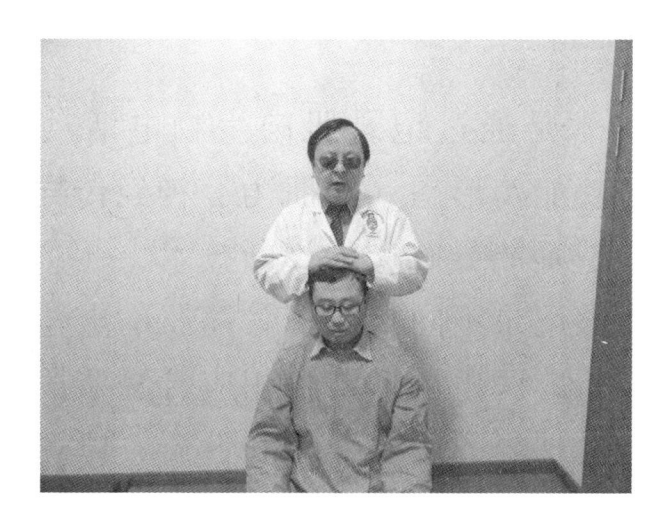

图 5-12　颈压轴试验

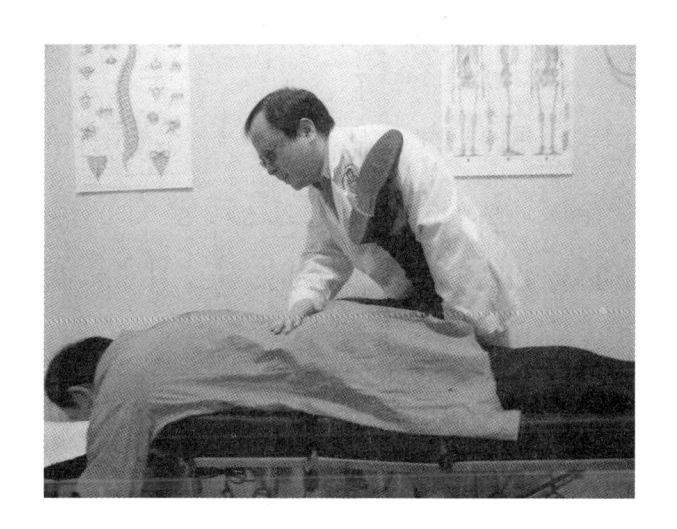

图 5-13　股神经伸展试验

要注意避免使用一些可靠性较低的徒手实验，因为这些实验容易出现假阳性，有时甚至会加重患者的病情，如头颈伸屈旋转试验、转头闭气试验等。

三、肌电图

肌电图技术是通过记录肌肉生物电活动，来研究神经-肌肉系统功能及形态（如肌力、神经传导速度、部位等）的变化，进而指导临床的诊断技术。

肌电图能够记录不同状态下骨骼肌的电位变化，通过对肌电图的分析，医生可以了解相应脊髓节段或神经根的病变，辨明运动神经的病变部位和性质，以更好地指导治疗和做出正确的预后。

第八节 仪器检查

美式整脊医生自然有一般医务人员使用的听诊器、血压表、温度计等仪器，此外由于美式整脊医学的治疗范围是以神经-骨骼-肌肉系统疾病为主，因而美式整脊医生还有一些他们常用的特殊诊断仪器。

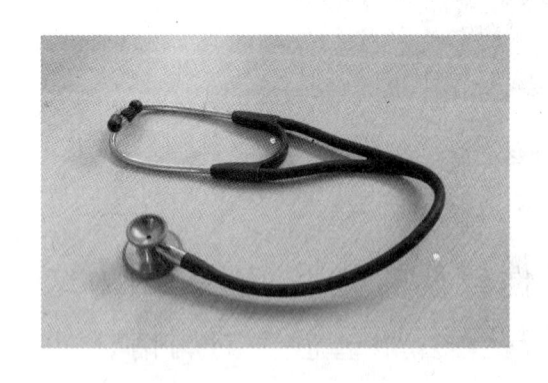

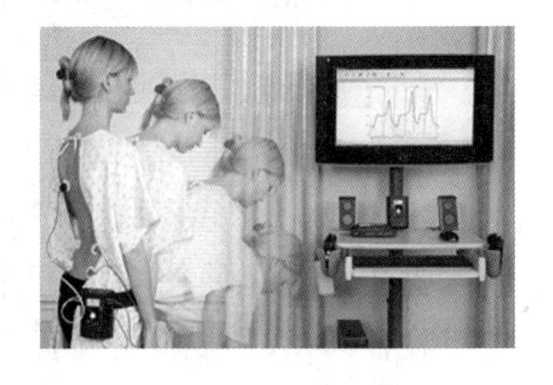

图 5-14 听诊器　　　图 5-15 仪器检查

常用的诊断仪器包括：测量脊椎关节活动度的测量器

（目前随着电子科技的发展，也有与计算机连接的关节活动度测量设备，但价格昂贵）、脊椎温度计、脊椎肌电仪、肌肉硬度测量仪等。

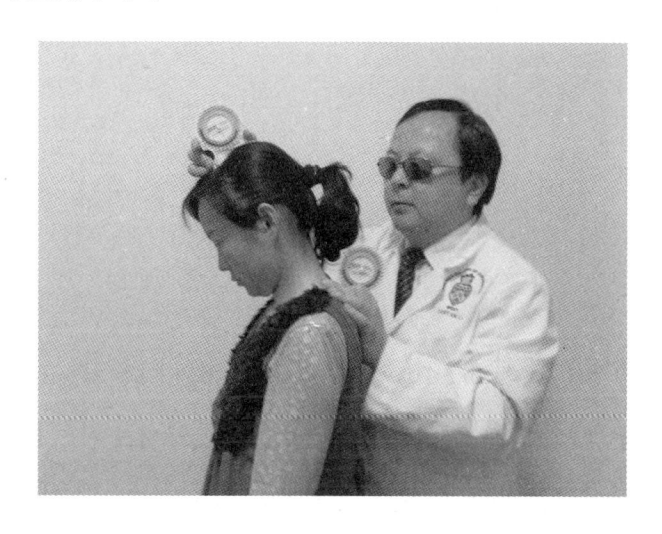

图 5-16 关节活动度的测量

第六章 矫正手法概论

第一节 概述

从本章开始,我们将介绍美式整脊医学中常用的矫正手法。美式整脊医学除了其传统矫正手法外(这些手法是所有美式整脊医学院的学生必学内容,也是美国整脊医学国家考试的必考内容),还有后来发展起来的诸多手法体系,这些矫正手法都各有特色。

一、矫正治疗的基本程序

在准确诊断的基础上,矫正治疗的基本程序如下:
(1) 根据诊断脊椎半脱位的部位,医生在大脑中形成初步治疗方案。
(2) 根据患者情况,如孕妇、儿童及过胖、过高或过矮,决定是否需要选择治疗床。对于一般患者通常是在同一张治疗床上进行矫正,只有在特殊情况下才做调整。
(3) 帮助患者在治疗床上摆好姿势,并嘱患者全身心放松。
(4) 医生做矫正手法准备,如确定半脱位脊椎、摆放接触手、摆放稳定手等。

（5）在正确的半脱位位置，用正确的发力方向、速度和力度，发力矫正治疗。

（6）指导患者下治疗床，观察矫正疗效，结束矫正。

二、矫正治疗中应注意的问题

（1）医生的发力方向一定要随着患者脊椎曲度的变化而变化。矫正脊椎的所有发力方向都应沿着所在椎体关节的平面。

（2）在选择矫正手法时，医生应优先选择操作方便同时发力容易的矫正手法。如果医生的姿势不自在（如扭曲、不稳定等），则会造成其矫正发力困难，不仅医生自身容易受到损伤，最终也达不到良好的矫正效果。

（3）无论何种脊椎半脱位，每次治疗的矫正次数不可超过3次。医生和患者都应注意这一点。每次治疗，在诊断正确以及发力方向、接触点、速度和力度都正确规范的情况下，矫正一两次就已经足够，不需要多次矫正。相反，对同一部位的多次矫正，很可能造成矫枉过正以及损伤周围的软组织。

（4）切不可盲目追求弹响声，这一点也是医生和患者需要牢记的。弹响声的有无、大小与治疗效果没有必然关系。要摒弃"没有弹响声就没有治疗效果"的错误观念。

（5）医生接触手放在患者身体接触点上时，要求位置准确、便于发力，并要求稳定性。稳定不等于施用很大压力，更不能让患者产生疼痛，那样只会造成患者软组织紧张而影响矫正效果。疼痛是一种病理症状，美式整脊医学中没有"以痛治痛"的理念。

（6）医生稳定手的作用是稳定患者身体，稳定手本身不发力。稳定手的作用有两点：一是避免在矫正过程中产生晃动给患者带来不适感；二是保证医生瞬间发力时，不至于拉扯其他部位，避免造成新的半脱位和软组织损伤。还应注意的是：无论是起稳定作用，还是矫正治疗时都不要将无关联的骨骼关节牵连进来。例如，枕骨矫正时，就没有必要接触颞下颌关节，所以稳定手不要接触颞下颌关节。

（7）医生要注意保护好自身，选择正确手法，选择更省力、有效的治疗床，避免连续施术时间过长，保持良好心态而不要受患者不良情绪的影响，不要在生病等情况下勉强工作。

（8）医生要牢记本书第四章中提到的注意事项，同时还要宣传美式整脊医学的理念，告诫患者应注意的事项，取得患者的最佳配合。对于违反美式整脊医学基本原则的要求（如重复矫正、要求暴力和矫正无半脱位的部位等），医生应该耐心解释并婉言拒绝。医生切不可对美式整脊医学的禁忌证和无诊断结果的患者做任何的尝试性治疗。

（9）美式整脊医学的矫正手法操作都由医生一个人独立完成，不需要助手。

三、关于本书中矫正手法需说明的问题

（1）在随后的章节中，我们将介绍美式整脊的基本手法，但不是所有的矫正手法。主要介绍侧卧位、俯卧位的

矫正手法，也选择介绍了一些坐位矫正手法，但以前两者为重点。侧卧位矫正手法是传统的矫正手法；俯卧位矫正手法具有操作更省力、更准确、更简便、易掌握和疗效好的特点，配合汤姆森装置会带给患者更好的感觉。本书基本上没有介绍站式、跪式的矫正手法。

（2）在本书中，矫正手法举例都是以医生站在治疗床左侧为准，排列次序是以第三章半脱位编码的次序排列。

（3）本书对脊椎的矫正手法有详细的文字说明。文字说明中表示方位、方向的标准是以患者的解剖学体位为准，这样无论患者处于什么体位（俯卧、仰卧或坐位）都不容易造成理解上的混乱。例如，发力方向向上表示从患者足侧向头侧的发力方向，向前就是从患者背部向腹部、胸前部的方向，而不必考虑患者体位的变化。

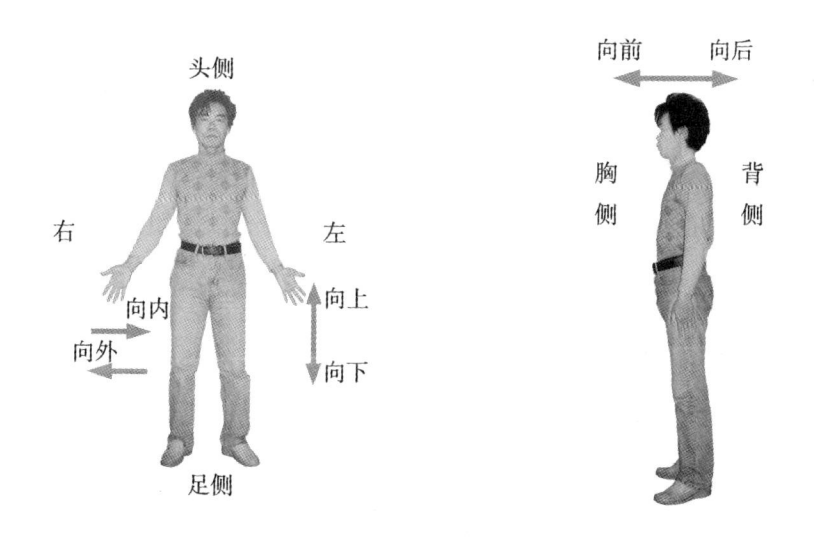

图6-1 解剖学体位

（4）治疗床方向以患者俯卧位时，患者解剖学体位为标准（参见本章第三节）。

(5) 美式整脊医学的治疗范围常常被人望文生义地认为：美式整脊医学只能矫正脊椎。实际上，美式整脊医生可以矫正几乎人体所有部位的骨骼，从骶椎、髂骨到寰椎、枕骨，从上肢到下肢，甚至包括颅骨。当然，美式整脊医生不能矫正听小骨和牙齿。

关于四肢矫正手法，在本书中不做详细说明，仅在附录中附以照片，供读者参考。

第二节　手法体系

一、概述

美式整脊医学从其诞生之日起至今已有 100 多年了，但是它的基本医学原理没有改变，而且当初的基本矫正手法也沿用至今。

从 1897 年 D. D. 帕默博士创建了世界上第一所美式整脊医学学校，他的学生和追随者就开始不断地发展美式整脊的诊疗技术，形成了很多有特色的技术体系。这些体系无论是在诊断技术上，还是在矫正治疗上，都给后来的医生带来更多的选择，从而极大地丰富了美式整脊医学。

这些手法体系虽然名称各异，其侧重也略有不同，但还是可以看出不少体系的正式名称中直接含有"美式整脊"（Chiropractic）这个词，这也提醒我们本章所提到的和其他没有提到的手法体系都只是美式整脊医学的一部分，而不应该以偏概全地将这些体系理解为美式整脊医学的整体。

虽然美式整脊医学的手法体系有很多，但是所有体系都遵循着相同的原则。各种体系虽都有自己的独特之处，但总的来说它们彼此之间相辅相成，并不相互排斥，甚至能够综合使用。

许多手法体系都有针对其特点而研制出来的独特诊疗设备，如治疗床等。其中汤普森（Thompson）技术使用的治疗床最为普遍，其他种类的治疗床常常将汤普森装置（Thompsondroppiece）加装到它们的基本型治疗床上以增强原有治疗床的功能。

目前，美式整脊医学的手法体系有200多种，其中的24种最为常用。在美国的脊椎神经医学院里并不教授全部的手法体系，每所学校根据自己的教学理念有所侧重，一些手法体系被列入必修课内容，而另外一些则作为选修课。在本章，笔者仅就自己学过和相对了解的几种手法体系做一简单介绍。

本章介绍的几种体系都是美式整脊医学中相对最普遍的体系，所有这些体系的原理都在美式整脊医学的基本框架中，各种体系的使用都要在拥有美式整脊医生执照的基础上方可使用，而不是独立于美式整脊医学之外。

二、美式整脊活化器矫正技术

美式整脊活化器矫正技术（Activator Methods Chiropractic Technique，AMCT）是由美国的阿伦富尔博士（Dr Arlan Fuhr）和 W. C. 李博士（Dr W. C. Lee）于1967年创立。AMCT使用的矫正设备是一种小型手持式仪器——活化矫正器，它能够提供高速而力度适中的冲击力，其目的是移动椎骨，且不会对椎骨造成伤害。目前，此矫正设备已更新至第四代，产生的冲击力分为四档，第一档冲击力最弱，第四档冲击力最强。

活化矫正器从第一档到第四档分别用于矫正患者的颈椎、胸椎、腰椎和骨盆。对于体质虚弱者、身材短小者、对力度敏感者以及不喜欢传统矫正术中弹响声的患者，活化矫正器是一个理想的选择。

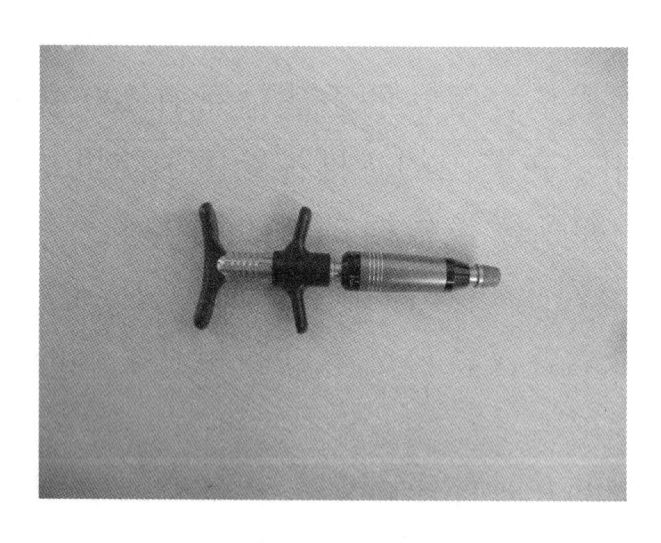

图6-2 活化矫正器

AMCT技术特点之一是长短腿分析法：要求患者俯卧在治疗床上，然后医生认真地比较患者两腿的长短。在AMCT体系中，一般将最初发现的较短的一侧腿称为PD脚（骨盆病变脚）或者称为反应脚。在以后的治疗过程中，医生将依据此PD脚的变化来指导矫正治疗。目前，长短腿分析法已被应用到所有脊椎及四肢关节的半脱位测试中。

医生在做长短腿分析时，还会进行一系列的肌肉测试，如将患者的手臂移至一定位置，以带动特定的肌肉。

如果此时腿的长度发生变化，则表明问题来自于相应位置的椎骨。医生按照这种方法，从下肢开始，至下而上，直到枕骨，对患者进行诊断治疗。

但是很多的整脊医生会直接使用活化矫正器治疗患者，而不一定使用 AMCT 的诊断方法。利用基本的美式整脊诊断手段发现半脱位后，使用活化矫正器进行治疗的情况在美国颇为普遍。全美国有 40% 左右的美式整脊医生都拥有活化矫正器，并在治疗过程中或多或少地使用该项诊疗技术。

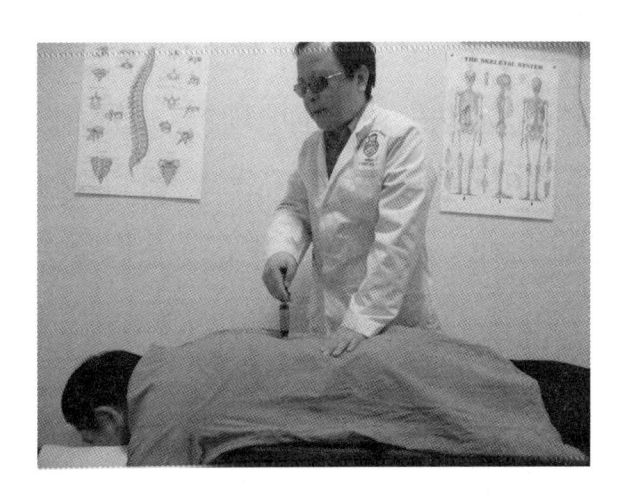

图 6-3 使用活化矫正器

如有兴趣了解美式整脊活化器矫正技术更详细、更权威的资料，读者可登录其官方网站：http://www.activator.com。

三、应用人体运动学

应用人体运动学（AppliedKinesiology，AK）的创始人是美国整脊医生乔治古德黑博士（Dr. George Goodheart），他于1964年在观察姿势扭曲与先天性肌无力的关系后发明了AK疗法。

AK疗法是一种把肌肉测试作为主要反馈机制，研究人体机能是否正常的诊断形式。虽然是对肌肉进行测试，但AK技术的目的并不是为了测试肌力，而是了解神经系统的反应和状态。这个技术体系能提早发现人体微妙的生理变化，从而大大地提高了功能性病变早期诊断的精确性。因此，AK技术的诊断结果决定了患者最佳的治疗时机和治疗方式。

AK技术汇集了诸多辅助疗法的核心技术，它提供了一个跨学科的诊疗方法。最初此项技术只用来调理人体肌肉、矫正和稳定脊椎等人体骨关节，目前它还被应用于检测人体多系统的变化，如神经系统、淋巴系统等。

四、AK体系衍生技术体系

AK体系衍生技术体系（Applied Kinesiology spin-off techniques）是在AK技术体系基础上发展并分离出来的脊椎神经医学技术体系。AK体系剥离出来的技术体系主要有5种，这里仅对其中的神经情绪疗法（Neuro Emotional Technique，NET）略作介绍。

心理压力和不良情绪对人体健康的影响，如今越来越受到人们的关注。在临床上，研究发现很多疾病在一定程度上都与精神压力有关，如头痛、慢性疲劳综合征、失眠、腰背痛、癌症等。

神经情绪疗法主要针对由于不良情绪和心理压力造成

的疾病进行有效治疗。整脊医生运用此技术,通过反射点、肌肉测试和语言反应等手段消除那些给人体带来疾病的不良情绪,同时对相应的脊椎关节进行治疗。

现代心理学研究表明:人类情绪也是以生理因素为基础的,而不仅仅像从前人们单纯地认为是"纯心理"。情绪因素会影响全身各个系统的功能,同时椎关节半脱位也会干扰到神经系统信息的处理功能,长期以往受到影响的神经系统反过来也会影响骨骼、肌肉。神经情绪疗法旨在发现和消除这些不良神经-情绪反应,帮助提高脊椎关节矫正的效果,减少或消灭情绪对神经系统的干扰,从而使神经系统的功能运行更加正常。

五、能量疗法

能量疗法(Bioenergetic Synchronization Technique, BEST)的创始人是美国整脊医生弥尔顿·莫特博士(Dr. Milton TedMorter),这是一种新的低力度整脊方法。

1972年11月20日,莫特被巨大的海浪冲上沙滩,其背部和脖子受伤。在后来的一年半时间里,莫特的右手臂无法大幅度活动,曾尝试各种方法都无济于事。在1974年6月22日,莫特出席一个AK骶骨技术研讨会。在此次大会上,莫特得到启发,开始认真思考骶骨与负重的相应关系,并提出了BEST技术的概念。

据莫特博士介绍:BEST的意思是生命能量在人体内外之间的联系中跳动。这显然是一个生命哲学的概念。生物能掌握了创造和维持生命的所有信息,并通过人体的神经系统自然流动。由于疾病干扰了细胞之间的信息传递，并且会产生明显的反常脉动。BEST脊椎保健的主要目标就是由生物能脉动来确认并改善神经信息在体内的流动，消除痉挛，使两腿长度一致。BEST旨在通过消除神经干扰，达到平衡身体内所有能量，这在神经系统中具有特别重要的意义，它让人体自愈力发挥出最高效能，并最终达到修复身体，使之恢复至健康、平衡的状态。

六、考克斯屈曲牵引矫正技术

考克斯屈曲牵引矫正技术（Cox Distraction Manipulation Technique, CDM）的创始人是美国整脊医生詹姆斯·考克斯博士（Dr. James Cox）。由于使用传统美式整脊侧卧位对一些腰椎间盘突出症患者的治疗无效，在此驱动下，考克斯博士于1964年开始对俯卧位治疗腰痛、腰椎间盘突出症进行研究，经过历时9年的不懈探索，终于提出"屈曲牵引"这个全新的概念，并设计发明了屈曲牵引治疗床——考克斯屈曲牵引治疗床（Cox Table）。考克斯屈曲牵引治疗床在颈椎和腰椎部位都安装有实现相应屈曲牵引运动的电动装置，同时也可以手动操作，因为手动操作有时更利于医生在治疗过程中灵活掌握牵引力度。

考克斯体系运用屈曲牵引原理，通过减压来调整和矫正脊椎，从而达到以下治疗目的：

（1）增加椎间盘高度，消除紧张的纤维环和脊神经，改善血液循环。

（2）降低椎间盘中髓核的内压力。

(3) 增大椎间孔。

(4) 重新调整、恢复脊柱应有的椎关节运动生理关系。

考克斯屈曲牵引体系经实践证明：它是一种温和的、非创伤性的、低力度的操作过程，有助于脊椎愈合，并尽可能地保证没有痛苦。

考克斯屈曲牵引技术体系做到了医生-患者-时间之间的很好平衡，通常发炎和疼痛可能会在一两天内消失，但是要使椎间盘愈合到足以承受所有日常生活的压力则需要更长的时间，通常需一个月左右的时间。

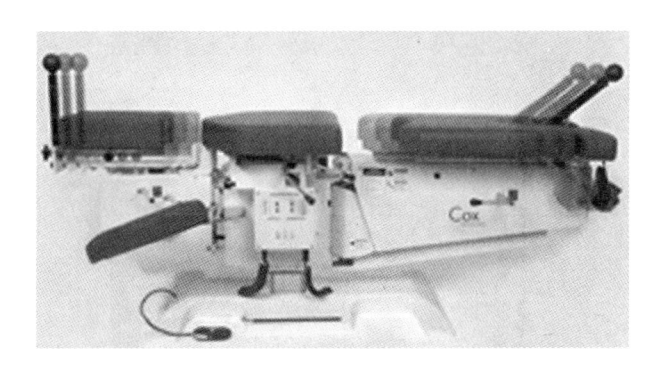

图6-4 考克斯治疗床

七、冈斯德矫正技术

冈斯德矫正技术（Gonstead Chiropractic Technique，GCT）的创始人克拉伦斯·塞尔莫·冈斯德（Clarence Selmer Gonstead，1898~1978年），是一位美式整脊医学史上的传奇人物，他的贡献在于大大提高了美式整脊医学的科学性和客观性。在冈斯德体系中，从X光片的诊断到矫正手法，都已经成为现代美式整脊医学的重要组成部分。

冈斯德在 19 岁时不幸得了风湿病，四处求医最终还是落下残疾，不得不辍学。后来由一位美式整脊医生治疗一个月后，冈斯德的病情得以好转，使他重返校园。这次治疗经历改变了冈斯德的人生，他决定放弃商科专业的学习，转而进入帕默整脊大学学习整脊医学。

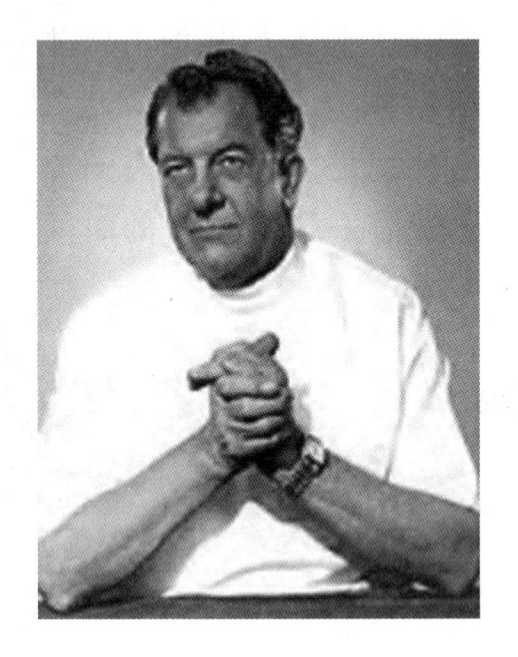

图 6-5　冈斯德博士

冈斯德于 1923 年从帕默整脊大学毕业，从此开始独自行医和研究美式整脊医学。经过多年的思考和经验总结，冈斯德对人体的生物力学、X 光片诊断、脊椎半脱位的致病因素等形成了自己的理论体系。该体系除了从传统的问诊、望诊和触诊等方式获取诊疗信息外，还大量使用更客观量化的检查方法，如静态和动态 X 光片分析、脊椎温度分析等。

当时美式整脊医学的一些诊疗技术还比较粗糙，冈斯德博士发明了针对脊椎的温度计，帮助医生更准确、更科学地找出半脱位部位。此外，冈斯德博士还发明了脊椎半脱位X光片划线诊断法，此法大大提高了对脊椎半脱位诊断的客观性和科学性，已经成为美式整脊医学X光片诊断的基本方法。

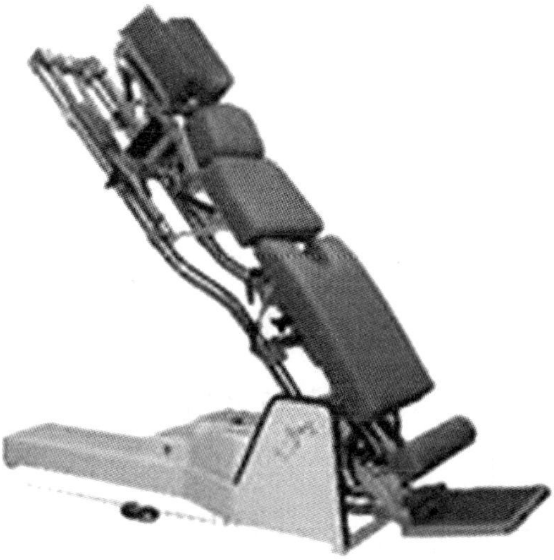

图6-6　冈斯德治疗床

冈斯德手法的发力方向以"从后至前方向"为主，颈椎段的矫正又多采用坐姿矫正，因此他发明了矫正椅和具有特色的冈斯德治疗床。

冈斯德技术体系官方网站是http：//www.gonstead.com，其中有大量有关该体系的资料。

八、汤普森技术

汤普森装置（Thompson Drop Piece）几乎在所有的美式整脊医生的诊所里都可以看到它的身影。使用汤普森装置是汤普森技术体系（Thompson Technique）的基本要求。汤普森技术体系是美式整脊医学中最重要的体系之一，该体系的创始人是克雷·汤普森博士（Dr. Clay Thompson）。

汤普森在年轻时，一次意外事故砸伤了他的大脑，在传统药物治疗无效后，医生预测他的生命仅有不到半个月的时间了。在汤普森父亲的建议下，他尝试美式整脊疗法，经过两个多星期的治疗，汤普森奇迹般地恢复了健康。这段插曲使汤普森在他37岁时进入帕默整脊大学学习整脊医学。

1955年，汤普森在帕默整脊大学期间发明了一个小小的装置，它被安装在矫正治疗床的头枕部，用于侧卧位矫正颈椎时使用。目前，该装置没有明确而规范的中文翻译名称，我暂且称其为汤普森装置。

汤普森装置在头颈部的矫正治疗中发挥了很好的作用，此后汤普森博士对其进行了不断地改进，终于在1957年汤普森博士在治疗床的胸椎、腰椎、骨盆部分都加装了汤普森装置，自此汤普森装置开始在俯卧位矫正中大显身手。

由于汤普森装置使得矫正治疗变得更加高效而简易，并且在力度、速度大大增加的情况下，患者感觉到的却是低力度、低速度，故使其迅速得到广泛应用。

随着汤普森装置的应用，汤普森博士与其同事发展出一整套完整的脊椎半脱位的诊断、治疗、评估体系（汤普森技术体系），该体系最终成为美式整脊医学中应用最广泛的技术体系之一。

九、上位颈椎矫正技术

早在上世纪 20 年代，上位颈椎矫正技术（Upper Cervical Technique，UCT）就已经在帕默整脊大学推广。D. D. 帕默博士的儿子 B. J. 帕默博士创立了 H. I. O. 上位颈椎矫正技术（Hole-in-One），该技术强调上位颈椎在大脑与躯体之间的联系作用，强调矫正上位颈椎在消除神经学病因和提高人体自愈力方面的作用。

1966 年全美上位颈椎整脊协会（National Upper Cervical Chiropractic Association，NUCCA）成立。

上位颈椎矫正技术包括五大步骤：

第一步：判断是否有寰椎半脱位综合征存在。

第二步：拍摄一套 3 张的精确上位颈椎 X 光片。

第三步：对 X 光片进行准确分析。

第四步：矫正治疗。

第五步：矫正治疗后，再次拍摄 X 光片，并进行分析与评估。

不同于其他美式整脊医学体系，上位颈椎矫正技术采用仰卧位进行长短腿的检查测定。通过对 3 张不同位置 X 光片的精确分析，能够找出寰椎与颅骨中心、枢椎以及下位颈椎的相对位置关系，从而确定对半脱位进行矫正的技术参数。

上位颈椎矫正体系的医生使用手，而不是仪器（在美式整脊医学中，另有使用仪器矫正上位颈椎的技术体系）来矫正上位颈椎半脱位。患者采用侧卧位，寰椎的横突是接触点。每次矫正治疗后，都要进行矫正效果评估。评估内容有：对患者体位（包括长短腿）的重新观察、拍摄一套 X 光片进行矫正效果分析等。

目前，美国最大的上位颈椎矫正技术组织是全美上位颈椎整脊协会（National Upper Cervical Chiropractic Association，NUCCA），其官方网站是 http：//www.nucca.org，此外还有美国上位颈椎研究基金会（Upper Cervical Research Foundation）。

第三节　接触点与发力部位

一、接触点

接触点是医生发力矫正时，接触患者的脊椎部位。接触点通常为椎骨的棘突和横突，在颈椎部为椎弓板，在腰椎部为乳状突起。此外，枕骨、骶骨和髂骨的接触点比较特殊，具体参见本书相应章节。

选择接触点的唯一原则是接触点永远在脊椎侧弯的突出侧，而与楔形开口方向、半脱位棘突的旋转方向没有必然联系。因为脊椎半脱位造成的楔形开口方向通常就是脊椎侧弯的突出侧，所以可以笼统地说，接触点在楔形开口同侧。

如胸椎 PRS 例子，其楔形开口向右，胸椎侧弯向右突出，接触点就是在右侧，但考虑到要将向右旋转移位的棘突矫正回去，接触点就自然要选择棘突而不能是横突。

再如胸椎 PRI 例子，其楔形开口向左，胸椎侧弯也是向左突出，所以接触点应选在左侧，但为了让向右移位的棘突回归正中线，接触点就必须选择在左侧的横突而不应是棘突。

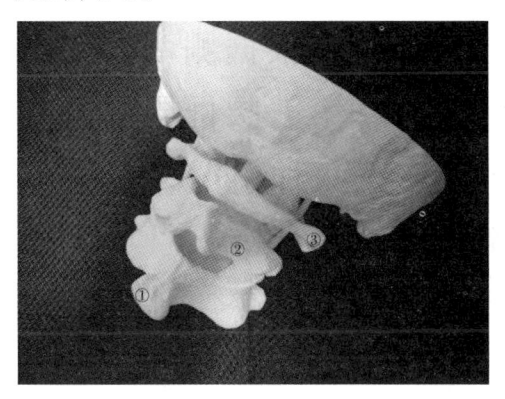

图6-7 颈椎的接触点

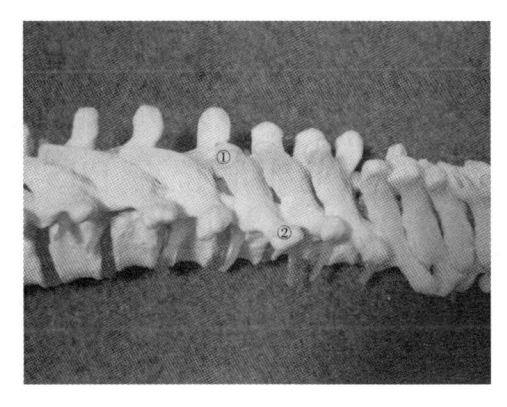

图6-8 胸椎的接触点

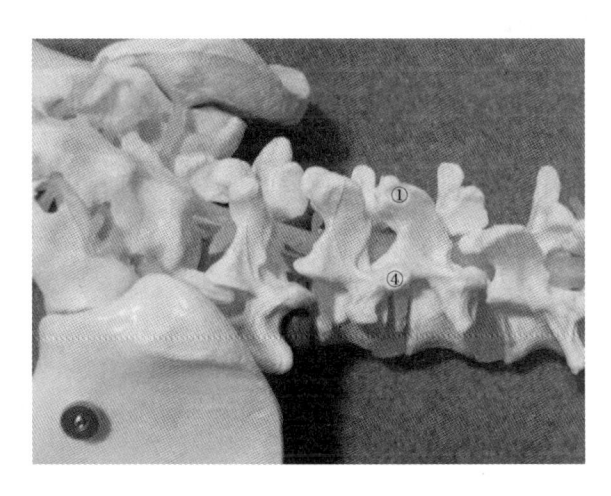

图6-9 腰椎的接触点

图片文字说明：①棘突，②横突，③椎弓板，④乳状突起。

但是，脊椎半脱位也有楔形开口方向与脊椎侧弯突出方向相反的情形，对于这种情况，我们应始终牢记选择接触点的基本原则：接触点永远在侧弯突出的一侧，而不必考虑楔形开口的方向。例如，第五腰椎的 PRS-M 情况，虽然楔形开口向右，但其侧弯却是向左，所以根据选择接触点的基本原则，要选择在左侧的接触点。为了让向右旋转移位的棘突复位，这时左侧腰椎的乳状突起就成为唯一的接触点选择。

需要再次强调的是：接触点的选择是根据侧弯的突出方向，而与楔形开口方向无关。例如，第五腰椎同样向右楔形开口的半脱位有 PRS-Sp 和 PRS-M 两种情况，但根据侧弯方向不同，其接触点也不相同。

另外，对于没有楔形开口的半脱位，棘突则是其接触点。

二、发力部位

发力部位是指医生在矫正治疗时身体与患者接触点接触的部位。美式整脊的发力部位均是医生的手掌，而不使用肘部等身体其他部位作为发力部位。手掌从掌根到指尖有很多部位可以作为发力部位。

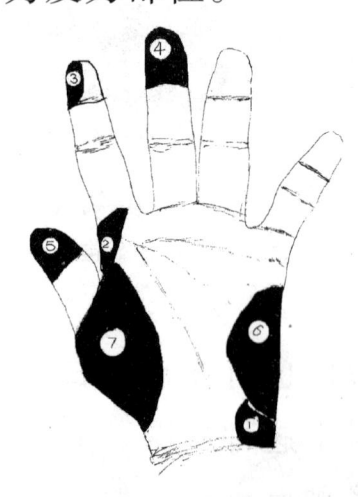

图6-10 手掌的发力部位

图片文字说明：①豌豆骨，②第二指掌关节桡侧，③食指远端指腹桡侧，④中指远端指腹部，⑤拇指远端指腹部，⑥小鱼际，⑦大鱼际。

发力部位的选择原则很简单，即根据矫正部位，医生选择发力方便的部位。

发力部位介绍：

（1）豌豆骨：这个发力部位最常用，几乎可以用在任何脊椎矫正接触点上。

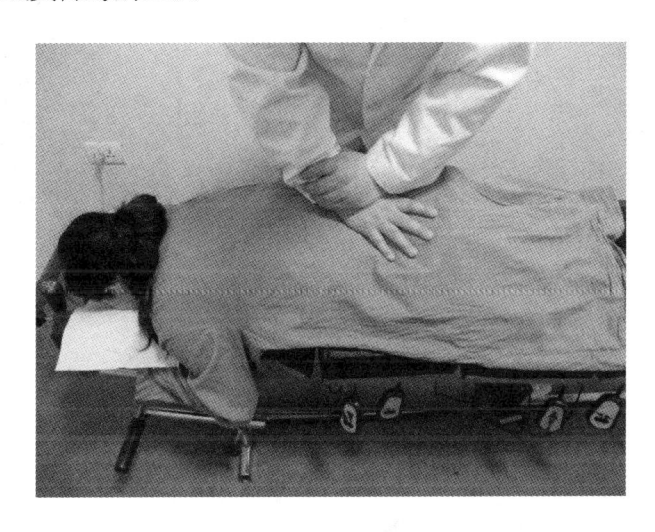

图6-11 发力部位：豌豆骨

（2）第二指掌关节桡侧：通常用于颈椎和枕骨的矫正。

（3）食指远端指腹桡侧：用于颈椎的矫正。

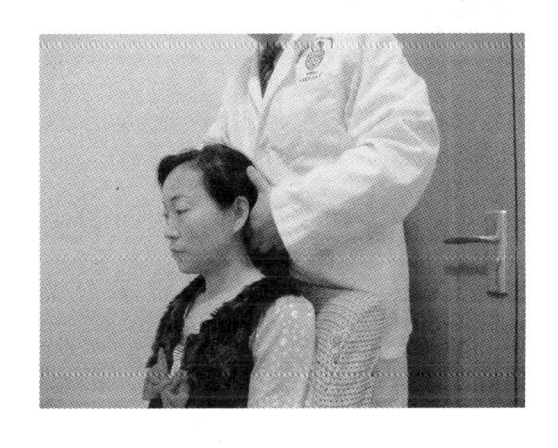

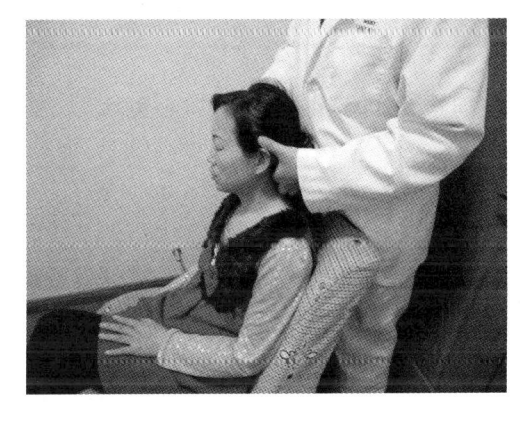

图6-12 发力部位：第二指掌关节桡侧　　图6-13 发力部位：食指远端指腹桡侧

(4) 中指远端指腹：通常用于颈椎和腰椎的矫正。

(5) 拇指远端指腹：用于颈椎和胸椎的矫正。

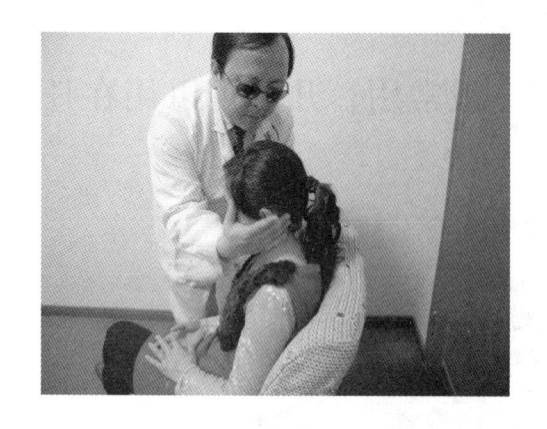

图 6-14　发力部位：中指远端指腹 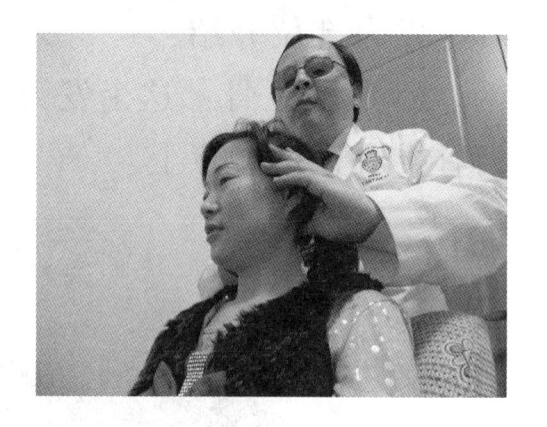　　图 6-15　发力部位：拇指远端指腹

(6) 小鱼际：用于胸椎的矫正。

(7) 大鱼际：用于胸椎的矫正。

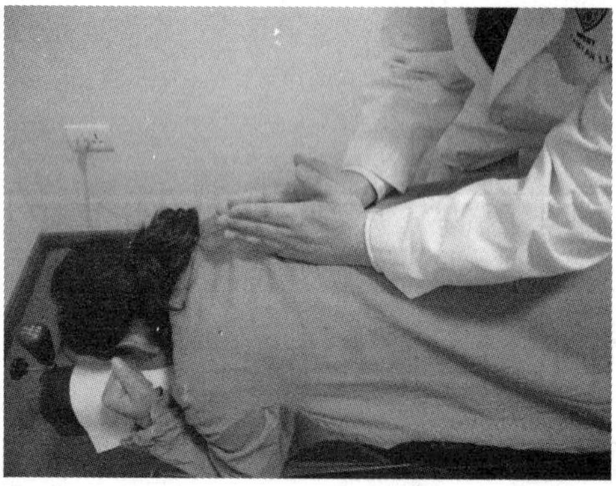

图 6-16　发力部位：小鱼际 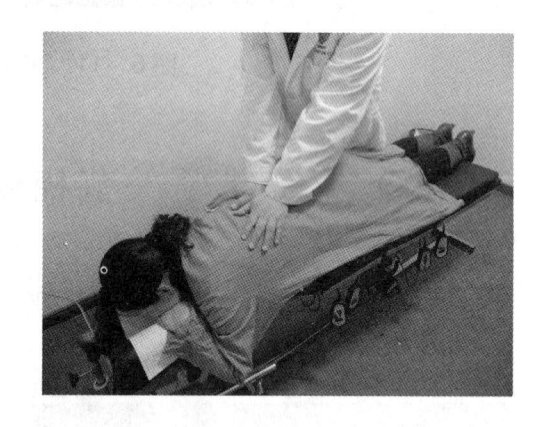　　图 6-17　发力部位：大鱼际

第四节　治疗床

"工欲善其事，必先利其器。"医生高超的诊疗技术配合得心应手的治疗床，能让医生准确矫正治疗患者的同

时，保护自己少受职业病的损害。

一、治疗床概述

美式整脊治疗床的基本结构是相同的，其基本功能是稳定患者身体，便于医生完成矫正治疗。美式整脊医学发展出很多手法体系，针对各手法体系的特点，也常常有与其相配的特殊治疗床，或者在基本结构上加设特殊功能，如几乎普及到所有治疗床上的汤姆森装置。

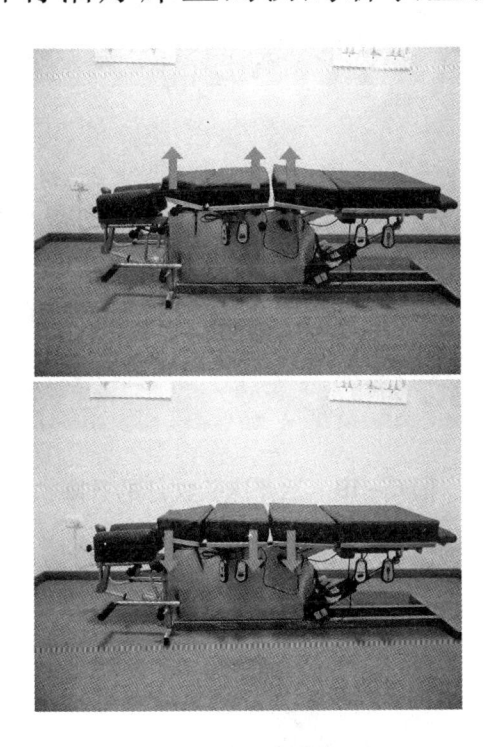

图6-18 汤姆森装置

使用汤姆森装置，医生在做矫正治疗时，发力会大大增加、速度也会有所提升，但患者却感受不到高力度。目前，几乎所有美式整脊治疗床都或多或少地装有汤姆森装置，通常至少安装一块，放置在骨盆部位，也有的安装得更多，即在颈椎、胸椎，腰椎以及骨盆部各装一块。

有的治疗床通过电动装置能从水平位翻转接近垂直状态，这不仅方便腰部前屈有困难的患者上下床，还更有利于医生进行长短腿的判定。

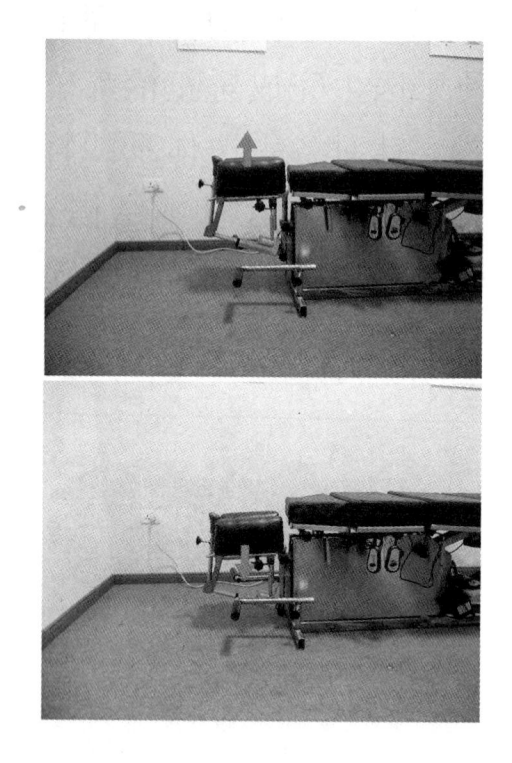

图 6-19　治疗床头枕部的升降

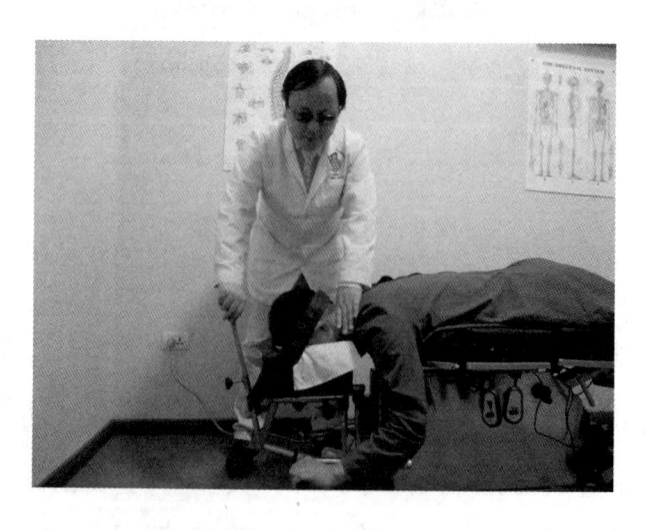

图 6-20　头部牵引（手动）

在侧卧位矫正治疗时，需要把患者头部垫高。目前，大多数治疗床的头部都可以根据需要手动升高，仅有极少数治疗床由于结构限制等原因，只能用枕头来垫高患者头部。

由于考克斯治疗床的牵引功能对腰痛等有显著的治疗作用，因此虽然价格昂贵，但是大多数美式整脊医生都在使用。考克斯治疗床的牵引方向可以是三维的，其特点是屈曲牵引功能。

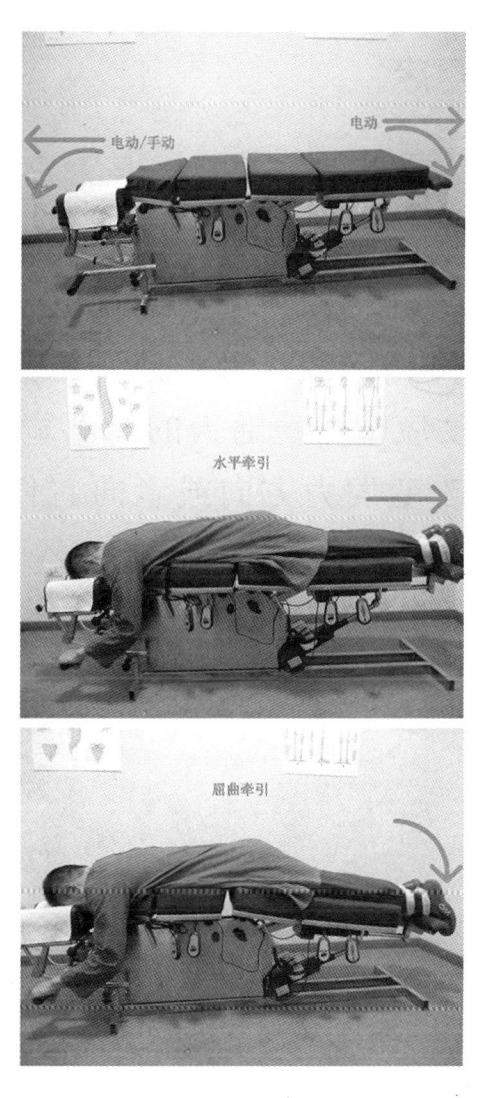

图6-21 考克斯水平/屈曲牵引

考克斯治疗床的足侧和头侧可以根据需要独立进行水平或者屈曲牵引。电动和手动牵引通常可以在一张床上实现。有一些考克斯治疗床只安装了足侧的牵引装置而没有头部的牵引装置，也有个别的只有手动牵引而没有电动牵引功能。

制造治疗床的材料有多种多样，从传统的木材、普通钢材，到高档的不锈钢都有。治疗床的基本要求是稳定、牢固、可靠。

二、选择治疗床

选择治疗床最重要的参数之一是治疗床的高度。通常选择高度的标准是治疗床的高度应与该医生的膝部中点平齐。这样的高度能使医生全身的力量高效率地经过肩臂传递到手的发力部位，再经由患者接触点到达矫正部位。

治疗床的宽度应略比普通人的肩部宽一点，这样方便医生站在同一侧改变发力方向或者向右任意侧旋转移位，而不需要医生站到对侧。

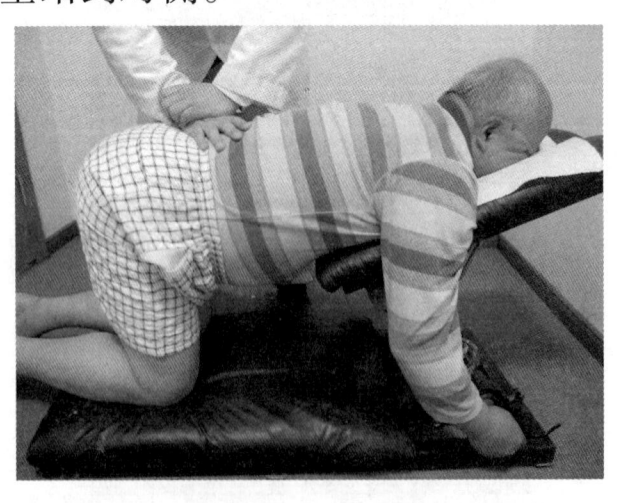

图 6-22 跪式治疗床

跪式治疗床目前也有医生在使用，它的特点是结构小巧。跪式治疗床不安装任何汤普森装置，在结构上就像一个被切掉骨盆以下部分的普通治疗床。跪式治疗床的英文名称是 knee-chest table，直接翻译就是"膝－胸治疗床"。虽不能在跪式治疗床上进行侧卧位矫正，但基本上所有的俯卧位矫正都可以在其上进行，另外对于一些有肚子的患者来说，这种治疗床也是个很好的选择。

对于一些需要经常变换治疗场所的医生来说，折叠式治疗床是个好选择。折叠式治疗床小巧，便于放在汽车后备箱中运输，价格也便宜，适合一些新入行的医生使用。虽然折叠式治疗床结构简单，价格低廉，但通常要求至少在骨盆部安装一个汤普森装置。下图所示的折叠式治疗床在其颈椎、胸椎、腰椎和骨盆各段均装有汤普森装置。

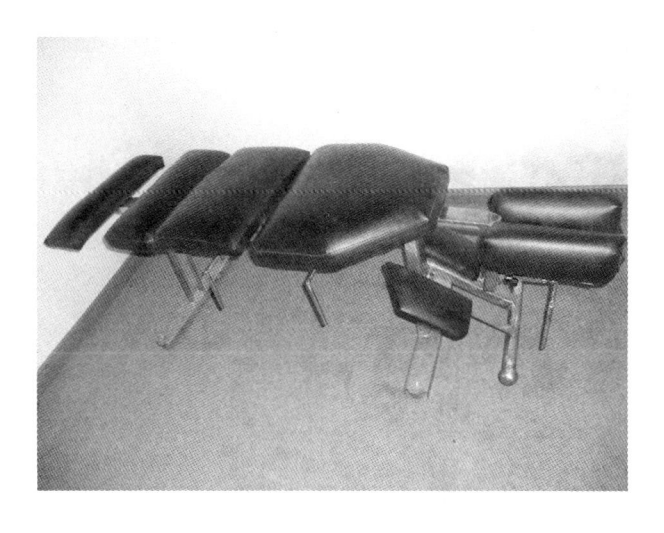

图 6-23　折叠式治疗床

除了治疗床，美式整脊医学中还有矫正椅，通常用于坐位矫正（颈椎的矫正）。矫正椅的靠背可以向后方调整成倾斜角度，便于调整患者头部高度，使医生方便发力。

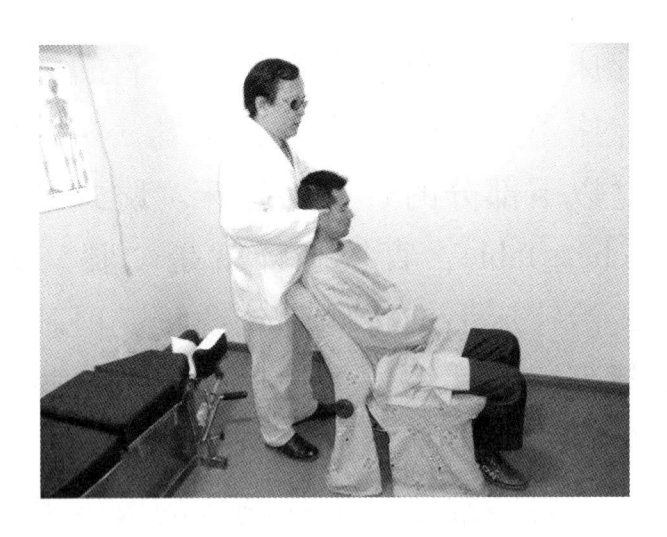

图6-24 治疗椅

需要注意的是：为表述方便，治疗床的方位通常以医生站在治疗床足侧，面向治疗床，这时医生的左侧即为治疗床的左侧，医生的右侧即为治疗床的右侧。此定位方式不随患者姿势的改变而改变。

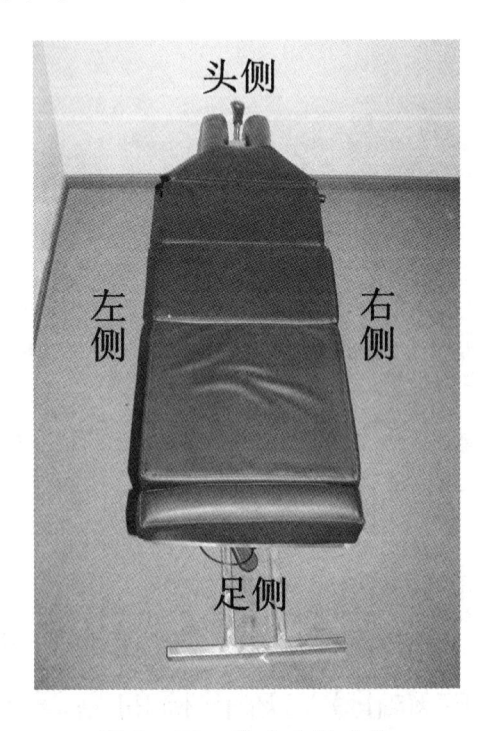

图6-25 治疗床的方位

第七章 骨盆的矫正手法

第一节 概述

根据人体的生物力学原理，美式整脊医学对矫正次序的原则是：从下位骨盆开始，逐步向上矫正，最后到达最上位的颈椎和枕骨。

骨盆位于脊柱最下方，为支撑来自上身的重力和冲击，其周围稳定系统（韧带和肌肉）的强度在脊柱中最高，因此需要医生用更大的力度去矫正，但大力度的矫正手法也带来了矫正技术的难度。

由于骨盆位置和功能的特点，在对骨盆进行矫正时医生不需要考虑手法发力时间点与患者呼吸配合的问题。因为骨盆部虽然肌肉、韧带发达，但通常不会产生因肌肉紧张而影响医生发力时间点的问题。另外，在骨盆矫正中，通常也不必担心稳定手的问题，即使在侧卧位时也不会有多大影响。

在本章中，仅介绍了一些最基本的俯卧位和侧卧位的矫正手法，而没有介绍仰卧位矫正手法，也省略了对耻骨联合和尾骨矫正手法的介绍。个别美式整脊医学体系中有使用低力度但疗效很好的骨盆矫正法，可参见本书第六章相关内容。

需要注意的是：在任何时候，对人体的任何部位做矫正治疗时，都不要忘记本书第四章和第七章中提到的注意事项。

第二节　侧卧位矫正手法

患者先坐在治疗床的中部，医生对初次来治疗的患者做必要的指导示范。然后让患者侧卧，将其头部放在治疗床的头枕部，患者眼睛平视。

医生要提前调整好治疗床头枕部的高度。注意治疗床头枕部的高度恰好能使患者头颈部与其下部脊柱呈一直线，而不能呈现侧弯状。

手法一

【半脱位编码】

骶椎 Apex-P

【患者体位】

患者取右侧卧位，身体与治疗床成一直线。在整个治疗过程中，患者不应有扭曲、侧弯或紧张的感觉。

患者右腿在下，并伸直。必要时医生可以用手握住患者右腿踝关节处，适当地用力下拉，帮助患者放直右腿，置于矫正床的中心线上。

患者左腿在上，并曲膝，足内侧放于右腿膝关节处。

患者双手交叉于胸前，右手上臂放松置于治疗床上，右手轻轻放在左手上臂；左手前臂自然放松与床面垂直。

患者身体垂直于床面或者整个身体略向右旋转，但切不可造成患者脊柱的任何扭转。

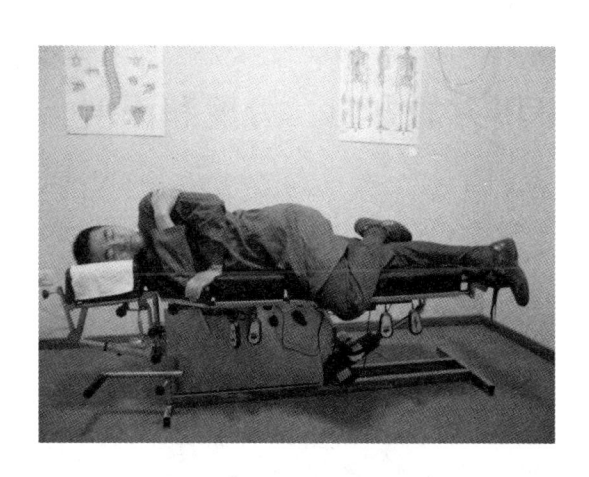

图 7-1 患者右侧卧位

【矫正手法】

医生站于治疗床左侧，站在（朝头侧）略高于患者半脱位（骶椎）的部位；医生面向患者，上身略偏向治疗床头侧，双腿取左弓步（左腿向头侧弓步）。

医生先用左手（稳定手）找到接触点，即患者骶椎基底部（正中线上），然后将右手豌豆骨置于接触点上。医生右手与患者要自然而稳定地接触，而不应有别扭、不稳定和用不上力的感觉。

医生用右手将患者身体略向右旋（即向医生侧），然后用左手轻轻握住患者的右手腕或者放于患者左手上臂或肩部。注意用力要轻，切不可用力推动患者肩部或者上臂，以免造成患者脊柱部分扭曲，更不可扭动患者上身。

医生身体略向左旋，右腿上台，压于患者屈曲的左大腿外侧。切记此动作的目的是为了稳定患者身体，以固定要矫正脊椎下部的骨盆和椎骨，而不是起杠杆作用。

医生左手稳定患者，医生右手逐渐加力于接触点，感到适当阻力后迅速曲膝下沉，发力矫正，发力方向为向

前、向下。

注意控制好用力的方向、力度和深度。

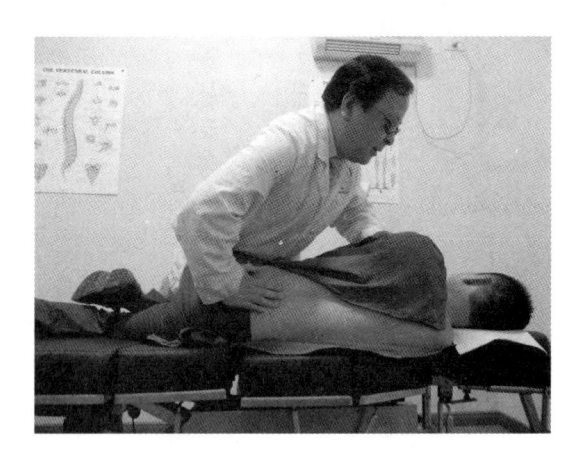

图 7-2　矫正骶椎 Apex-P

【发力部位】

医生右手豌豆骨。

【发力方向】

向前、向下。

【接触点】

患者骶椎基底部（正中线上）。

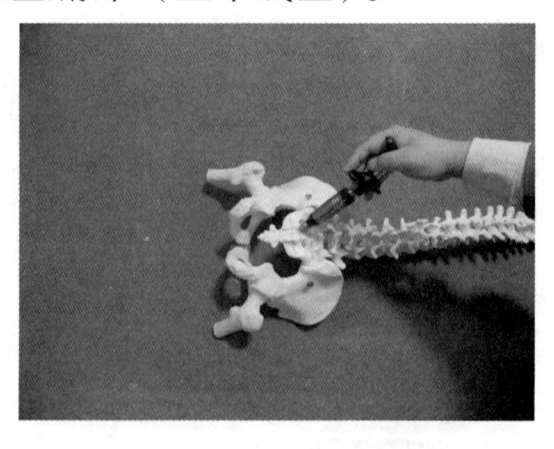

图 7-3　骶椎 Apex-P 接触点

手法二

【半脱位编码】
骶椎 Base-P

【患者体位】
患者取右侧卧位，姿势同上。

【矫正手法】
医生站于治疗床左侧，站在（朝头侧）略高于患者半脱位（骶椎）的部位；医生面向患者，上身略偏向治疗床头侧，双腿取左弓步（左腿向头侧弓步）。

医生先用左手（稳定手）找到接触点，即患者骶椎基底部（正中线上），然后将右手豌豆骨置于接触点上。医生右手与患者要自然而稳定地接触，而不应有别扭、不稳定和用不上力的感觉。

医生用右手将患者身体略向右旋（即向医生侧），然后用左手轻轻握住患者的右手腕或者放于患者左手上臂或肩部。注意用力要轻，切不可用力推动患者肩部或者上臂，以免造成患者脊柱部分扭曲，更不可扭动患者上身。

医生身体略向左旋，右腿上台，压于患者屈曲的左大腿外侧。切记此动作的目的是为了稳定患者身体，以固定要矫正脊椎下部的骨盆和椎骨，而不是起杠杆作用。

医生左手稳定患者，医生右手逐渐加力于接触点，感到适当阻力后迅速曲膝下沉，发力矫正，发力方向为向前、向下。

注意控制好用力的方向、力度和深度。

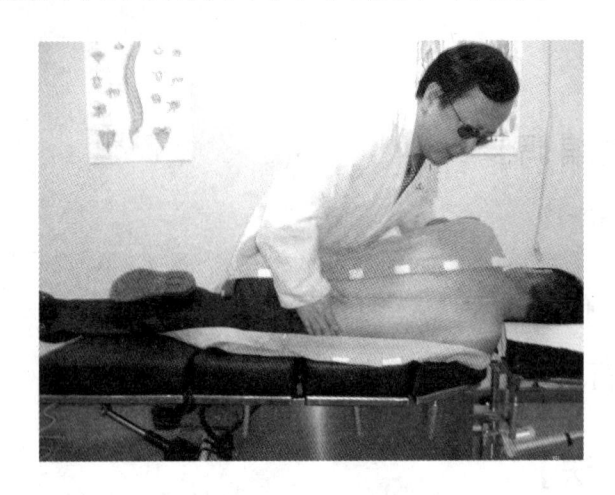

图 7-4 矫正骶椎 Base-P

【发力部位】

医生右手豌豆骨。

【发力方向】

向前、向下。

【接触点】

患者骶椎基底部（正中线上）。

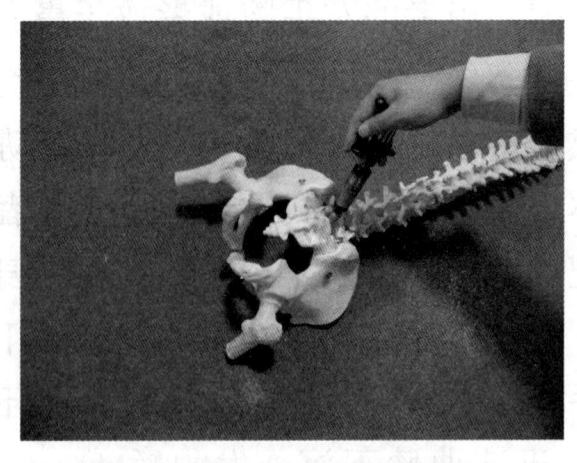

图 7-5 骶椎 Base-P 接触点

手法三

【半脱位编码】

骶椎 P-L

【患者体位】

患者取右侧卧位，姿势同上。

【矫正手法】

医生站于治疗床左侧，站在（朝足侧）略低于患者半脱位（骶椎）的部位；医生面向患者，上身略偏向治疗床头侧，双腿取左弓步（左腿向头侧弓步）。

医生先用左手（稳定手）找到接触点，即患者骶椎上，左侧髂后上棘内侧；然后医生将右手豌豆骨置于接触点上。医生右手与患者要自然而稳定地接触，而不应有别扭、不稳定和用不上力的感觉。

医生用右手将患者身体略向右旋（即向医生侧），然后用左手轻轻握住患者的右手腕或者放于患者左手上臂或肩部。注意用力要轻，切不可用力推动患者肩部或者上臂，以免造成患者脊柱部分扭曲，更不可扭动患者上身。

医生身体略向左旋，右腿上台，压于患者屈曲的左大腿外侧。切记此动作的目的是为了稳定患者身体，以固定要矫正脊椎下部的骨盆和椎骨，而不是起杠杆作用。

医生左手稳定患者，医生右手逐渐加力于接触点，感到适当阻力后迅速曲膝下沉，发力矫正，发力方向为向前。

注意控制好用力的方向、力度和深度。

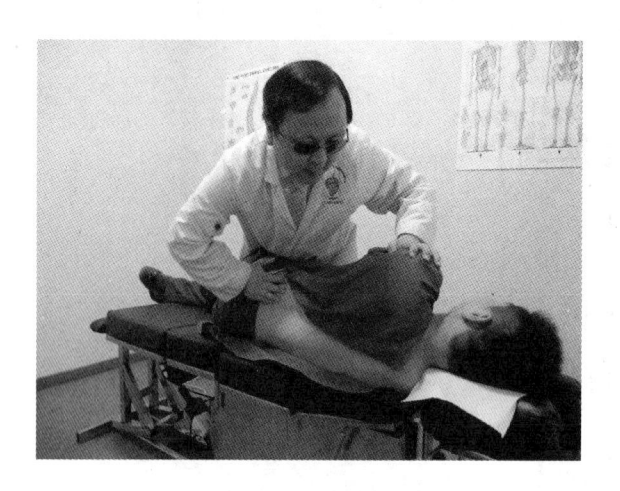

图7-6 矫正骶椎 P-L

【发力部位】

医生右手豌豆骨。

【发力方向】

向前。

【接触点】

患者骶椎上，左侧髂后上棘内侧。

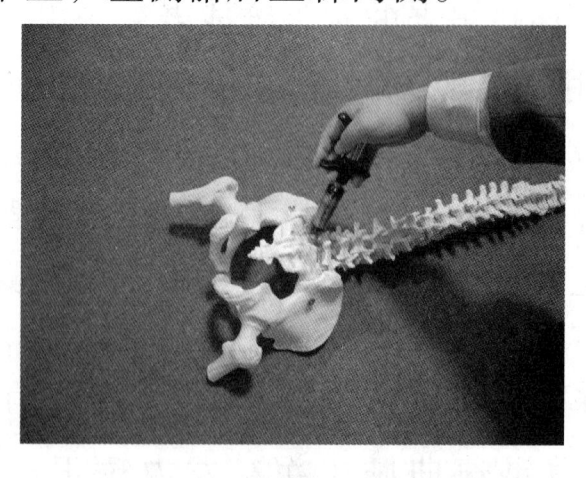

图7-7 骶椎 P-L 接触点

手法四

【半脱位编码】
左髂骨 AS

【患者体位】
患者取右侧卧位，姿势同上。

【矫正手法】
医生站于治疗床左侧，站在（朝足侧）略低于患者半脱位（髂骨）的部位；医生面向患者，上身略偏向治疗床头侧，双腿取左弓步（左腿向头侧弓步）。

医生先用左手（稳定手）找到接触点，即左髂骨坐骨结节；然后将右手豌豆骨置于接触点上。医生右手与患者要自然而稳定地接触，而不应有别扭、不稳定和用不上力的感觉。

医生用右手将患者身体略向右旋（即向医生侧），然后用左手轻轻握住患者的右手腕或者放于患者左手上臂或肩部。注意用力要轻，切不可用力推动患者肩部或者上臂，以免造成患者脊柱部分扭曲，更不可扭动患者上身。

医生身体略向左旋，右腿上台，压于患者屈曲的左大腿外侧。切记此动作的目的是为了稳定患者身体，以固定要矫正脊椎下部的骨盆和椎骨，而不是起杠杆作用。

医生左手稳定患者，医生右手逐渐加力于接触点，感到适当阻力后迅速曲膝下沉，发力矫正，发力方向为向前。

注意控制好用力的方向、力度和深度。

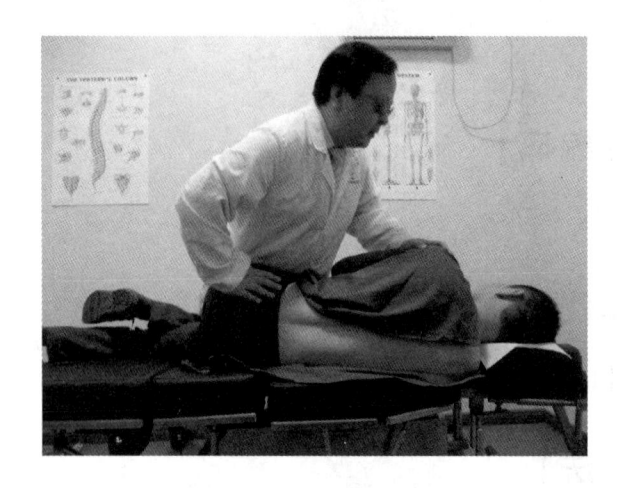

图 7-8　矫正左髂骨 AS

【发力部位】

医生右手豌豆骨。

【发力方向】

向前。

【接触点】

患者左髂骨坐骨结节。

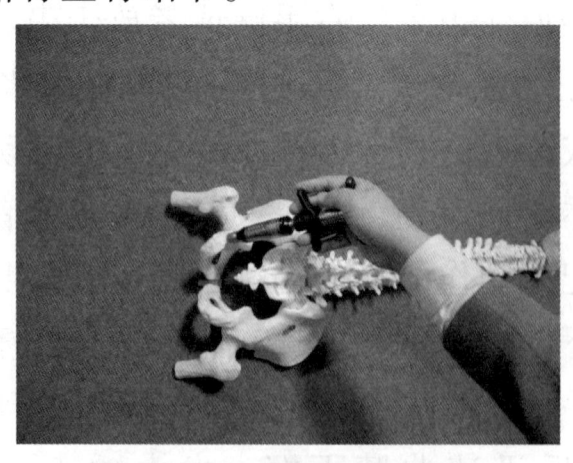

图 7-9　左髂骨 AS 接触点

手法五

【半脱位编码】

左髂骨 EX

【患者体位】

患者取右侧卧位，姿势同上。

【矫正手法】

医生站于治疗床左侧，站在（朝头侧）略高于患者半脱位（髂骨）的部位；医生面向患者，上身略偏向治疗床头侧，双腿取左弓步（左腿向头侧弓步）。

医生先用左手（稳定手）找到接触点，即左侧髂后上棘外缘；然后将右手豌豆骨置于接触点上。医生右手与患者要自然而稳定地接触，而不应有别扭、不稳定和用不上力的感觉。

医生用右手将患者身体略向右旋（即向医生侧），然后用左手轻轻握住患者的右手腕或者放于患者左手上臂或肩部。注意用力要轻，切不可用力推动患者肩部或者上臂，以免造成患者脊柱部分扭曲，更不可扭动患者上身。

医生身体略向左旋，右腿上台，压于患者屈曲的左大腿外侧。切记此动作的目的是为了稳定患者身体，以固定要矫正脊椎下部的骨盆和椎骨，而不是起杠杆作用。

医生左手稳定患者，医生右手逐渐加力于接触点，感到适当阻力后迅速曲膝下沉，发力矫正，发力方向为向内。

注意控制好用力的方向、力度和深度。

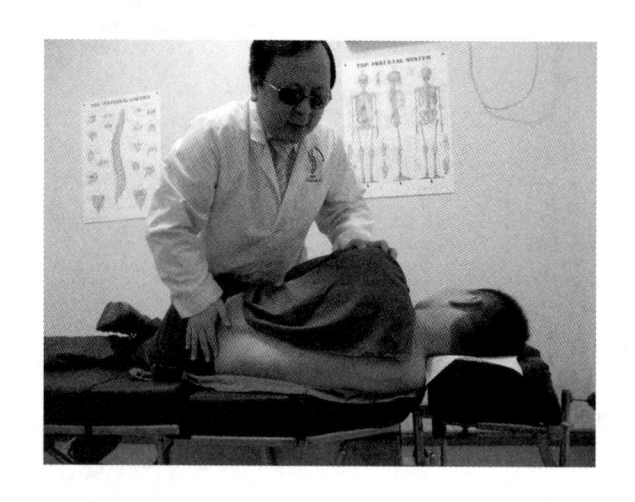

图 7-10　矫正左髂骨 EX

【发力部位】

医生右手豌豆骨。

【发力方向】

向内（此处为从左向右）。

【接触点】

患者左侧髂后上棘外缘。

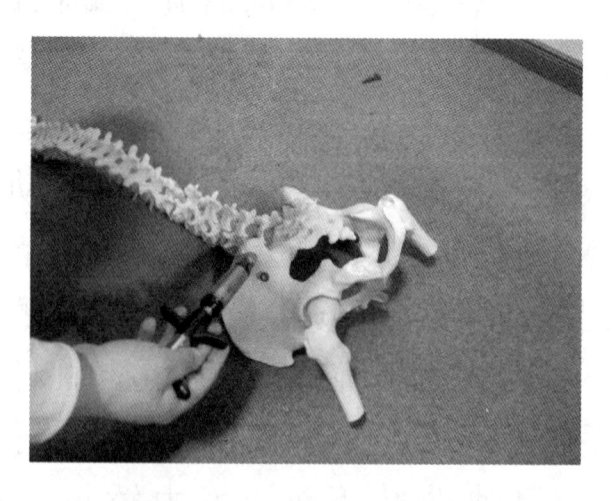

图 7-11　左髂骨 Ex 接触点

手法六

【半脱位编码】
左髂骨 IN

【患者体位】
患者取右侧卧位，姿势同上。

【矫正手法】
医生站于治疗床左侧，站在（朝足侧）略低于患者半脱位（髂骨）的部位；医生面向患者，上身略偏向治疗床头侧，双腿取左弓步（左腿向头侧弓步）。

医生先用左手（稳定手）找到接触点，即左侧髂后上棘内缘；然后将右手豌豆骨置于接触点上，右手掌四指方向朝外。医生右手与患者要自然而稳定地接触，而不应有别扭、不稳定和用不上力的感觉。

医生用右手将患者身体略向右旋（即向医生侧），然后用左手轻轻握住患者的右手腕或者放于患者左手上臂或肩部。注意用力要轻，切不可用力推动患者肩部或者上臂，以免造成患者脊柱部分扭曲，更不可扭动患者上身。

医生身体略向左旋，右腿上台，压于患者屈曲的左大腿外侧。切记此动作的目的是为了稳定患者身体，以固定要矫正脊椎下部的骨盆和椎骨，而不是起杠杆作用。

医生左手稳定患者，医生右手逐渐加力于接触点，感到适当阻力后迅速曲膝下沉，发力矫正，发力方向为向外，矫正力度通过左骶髂关节面。

注意控制好用力的方向、力度和深度。

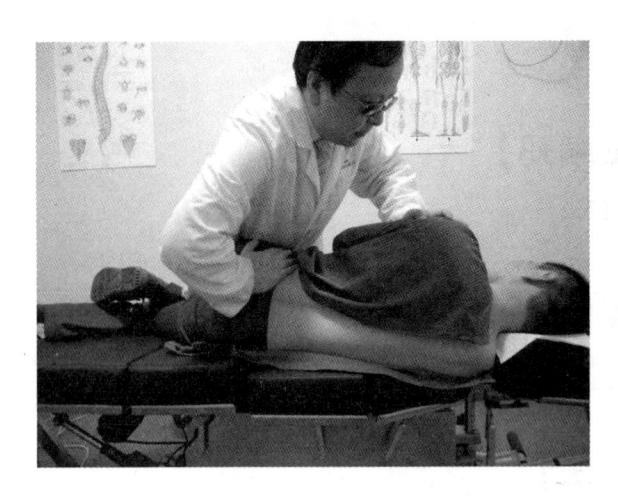

图 7-12 矫正左髂骨 IN

【发力部位】

医生右手豌豆骨。

【发力方向】

向外（此处为从右向左）。

【接触点】

患者左侧髂后上棘内缘。

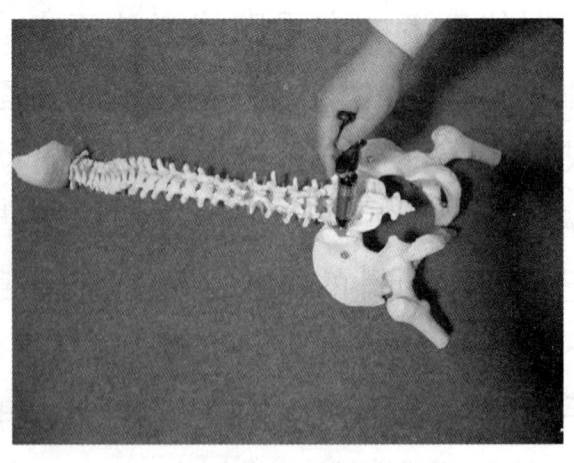

图 7-13 左髂骨 IN 接触点

手法七

【半脱位编码】

左髂骨 PI

【患者体位】

患者取右侧卧位，姿势同上。

【矫正手法】

医生站于治疗床左侧，站在（朝足侧）略低于患者半脱位（髂骨）的部位；医生面向患者，上身略偏向治疗床头侧，双腿取左弓步（左腿向头侧弓步）。

医生先用左手（稳定手）找到接触点，即左侧髂后上棘内缘上方；然后将右手豌豆骨置于接触点上，右手掌四指方向朝上朝外。医生右手与患者要自然而稳定地接触，而不应有别扭、不稳定和用不上力的感觉。

医生用右手将患者身体略向右旋（即向医生侧），然后用左手轻轻握住患者的右手腕或者放于患者左手上臂或肩部。注意用力要轻，切不可用力推动患者肩部或者上臂，以免造成患者脊柱部分扭曲，更不可扭动患者上身。

医生身体略向左旋，右腿上台，压于患者屈曲的左大腿外侧。切记此动作的目的是为了稳定患者身体，以固定要矫正脊椎下部的骨盆和椎骨，而不是起杠杆作用。

医生左手稳定患者，医生右手逐渐加力于接触点，感到适当阻力后迅速曲膝下沉，发力矫正，发力方向为向前、向上、向外，矫正力度通过左骶髂关节面。

注意控制好用力的方向、力度和深度。

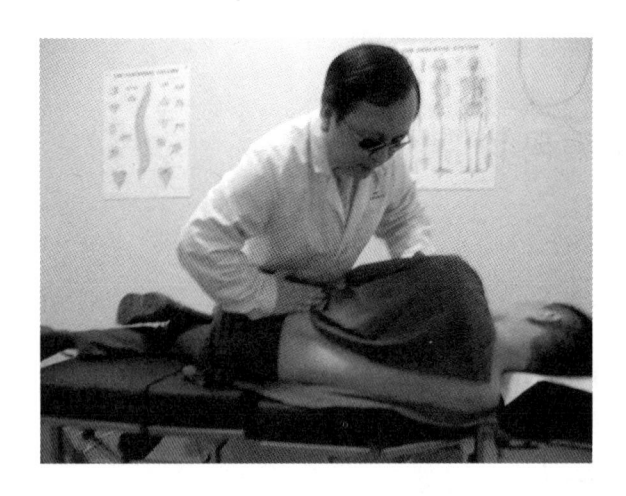

图 7-14　矫正左髂骨 PI

【发力部位】

医生右手豌豆骨。

【发力方向】

向前、向上、向外。

【接触点】

患者左侧髂后上棘内缘上方。

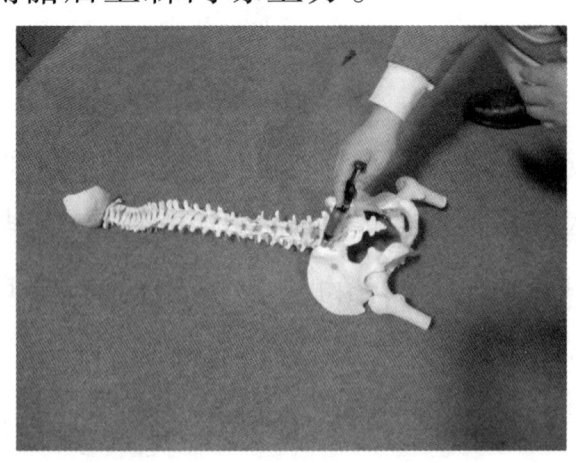

图 7-15　左髂骨 PI 接触点

第三节 俯卧位矫正手法

医生应提前调整好治疗床头枕部的高度，将头枕部下降至略低于治疗床床面的高度。这种高度使患者颈椎部得以放松，并能保持患者整个脊椎水平及头颈部不背屈。

如使用有汤普森装置的治疗床，将汤普森装置升起，使患者半脱位脊椎恰好位于相应汤普森装置之上。建议俯卧位矫正颈椎、胸椎、腰椎、骨盆各部位时，都配合使用汤普森装置。

手法八

【半脱位编码】

骶椎 Apex-P

【患者体位】

患者取俯卧位，全身自然放松，整个身体位于治疗床的正中线上，不必脱鞋，双脚置于治疗床（足侧）外。

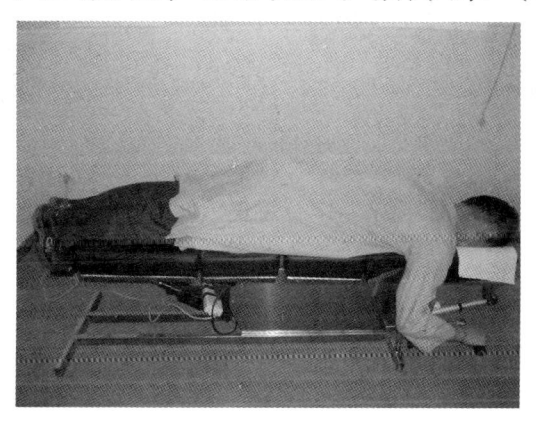

图 7-16　患者俯卧位

【矫正手法】

医生站于治疗床左侧，面对患者，双脚与治疗床垂直，双腿下蹲呈马步。医生站立位置（从治疗床头侧至足侧）恰好与患者半脱位骶椎位置平行。

医生右手（此处为接触手）豌豆骨贴压于患者第三或第四骶椎棘突上（骶椎正中线上），医生左手握住右手手腕，左手豌豆骨和小鱼际稳定而牢固地压在接触手的豌豆骨上。

医生双手肘关节微弯曲，逐渐加力于接触点，感到适当阻力后迅速曲膝下沉，发力矫正，发力方向为向前、向下。

注意控制好用力的方向、力度和深度。最好配合汤普森装置进行矫正。

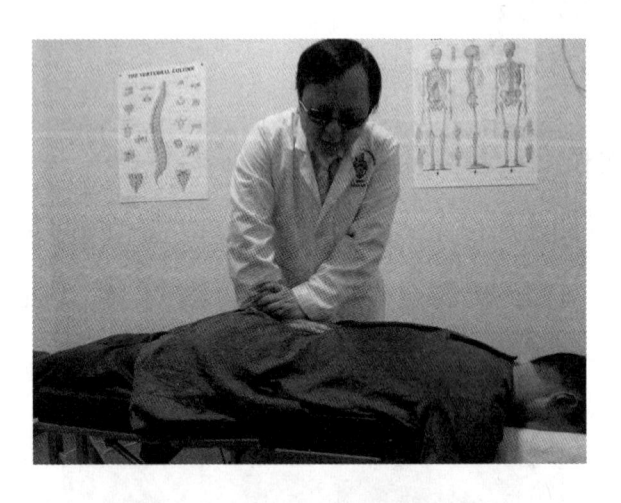

图 7-17 矫正 Apex-P

【发力部位】

医生右手豌豆骨。

【发力方向】

向前、向下。

【接触点】

患者第三或第四骶椎棘突。

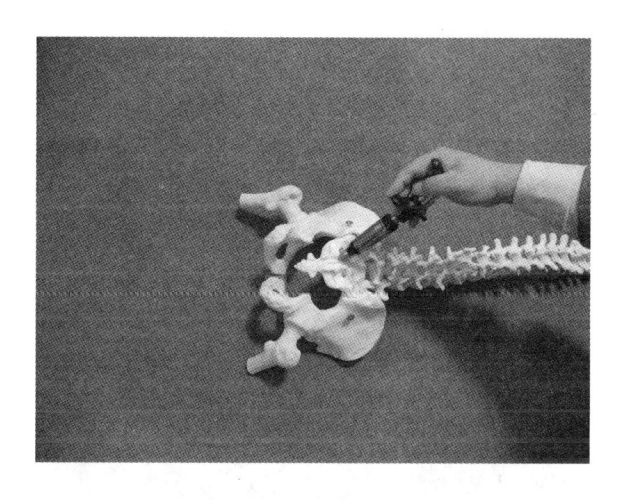

图 7-18 Apex-P 接触点

手法九

【半脱位编码】

骶椎 Base-P

【患者体位】

患者取俯卧位,姿势同上。

【矫正手法】

医生站于治疗床左侧,面对患者,双脚与治疗床垂直,双腿下蹲呈马步。医生站立位置(从治疗床头侧至足侧)恰好与患者半脱位骶椎位置平行。

医生右手(此处为接触手)豌豆骨贴压于患者骶椎基

底部（骶椎正中线上），医生左手握住右手手腕，左手豌豆骨和小鱼际稳定而牢固地压在接触手的豌豆骨上。

医生双手肘关节微弯曲，逐渐加力于接触点，感到适当阻力后迅速曲膝下沉，发力矫正，发力方向为向前、向下，力度通过腰骶关节平面。

注意控制好用力的方向、力度和深度。最好配合汤普森装置进行矫正。

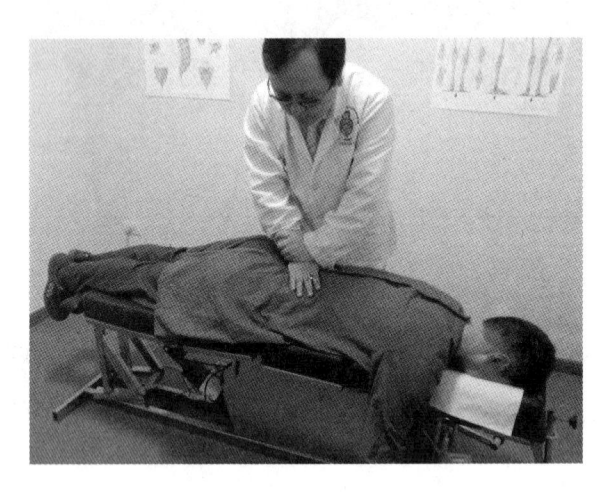

图 7-19 矫正骶椎 Base-P

【发力部位】
医生右手豌豆骨。

【发力方向】
向前、向下。

【接触点】
患者骶椎基底部（正中线上）。

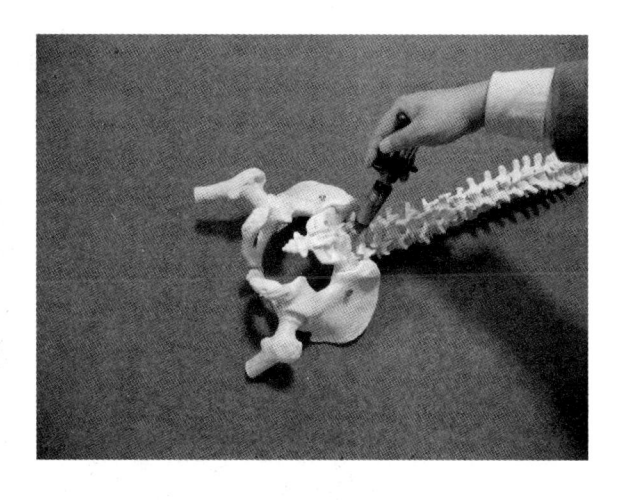

图 7-20 骶椎 Base-P 接触点

手法十

【半脱位编码】
骶椎 P-L

【患者体位】
患者取俯卧位,姿势同上。

【矫正手法】
医生站于治疗床左侧,面对患者,双脚与治疗床垂直,双腿下蹲呈马步。医生站立位置(从治疗床头侧至足侧)恰好与患者半脱位骶椎位置平行。

医生右手(此处为接触手)豌豆骨贴压于患者左侧髂后上棘内侧(骶椎正中线上),医生左手握住右手手腕,左手豌豆骨和小鱼际稳定而牢固地压在接触手的豌豆骨上。

医生双手肘关节微弯曲,逐渐加力于接触点,感到适当阻力后迅速曲膝下沉,发力矫正,发力方向为向前。

注意控制好用力的方向、力度和深度。最好配合汤普森装置进行矫正。

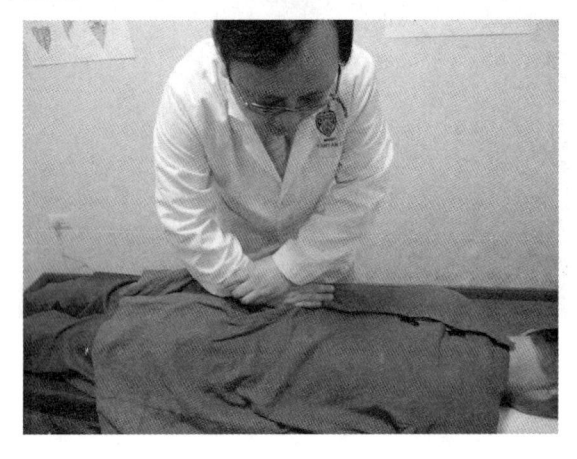

图7-21 矫正骶椎P-L

【发力部位】

医生右手豌豆骨。

【发力方向】

向前。

【接触点】

患者左侧髂后上棘内侧（骶椎上）。

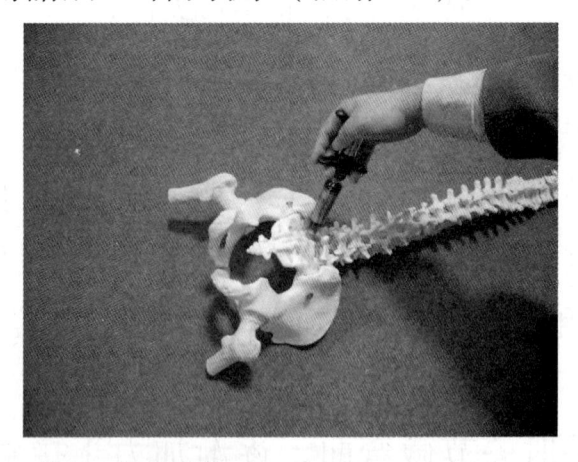

图7-22 骶椎P-L接触点

手法十一

【半脱位编码】

左髂骨 AS

【患者体位】

患者取俯卧位,姿势同上。

【矫正手法】

医生站于治疗床左侧,面对患者,双脚与治疗床垂直,双腿下蹲呈马步。医生站立位置(从治疗床头侧至足侧)恰好与患者半脱位髂骨位置平行。

医生右手(此处为接触手)豌豆骨贴压于患者左侧坐骨结节后方,医生左手轻轻放在患者腰背部。医生右手逐渐加力于接触点,感到适当阻力后迅速曲膝下沉,发力矫正,发力方向为向前。

注意控制好用力的方向、力度和深度。最好配合汤普森装置进行矫正。

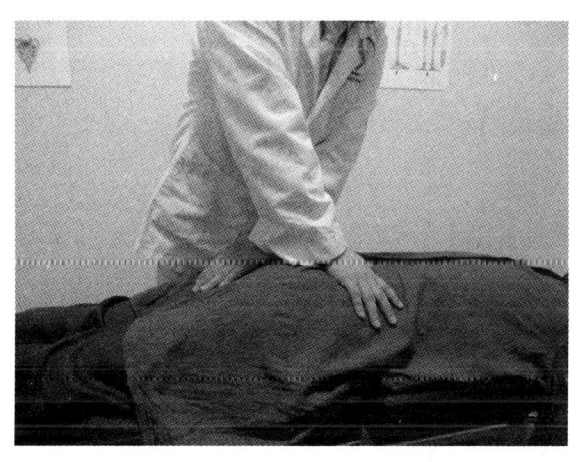

图 7-23 矫正左髂骨 AS

【发力部位】

医生右手豌豆骨。

【发力方向】

向前。

【接触点】

患者左侧坐骨结节后方。

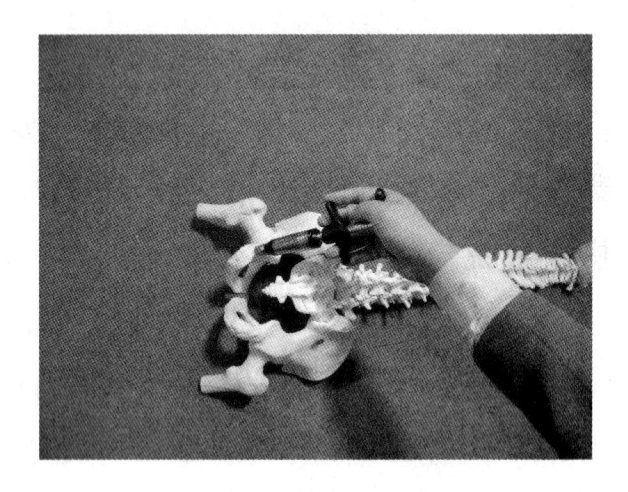

图 7-24　左髂骨 AS 接触点

手法十二

【半脱位编码】

左髂骨 EX

【患者体位】

患者取俯卧位，姿势同上。

【矫正手法】

医生站于治疗床左侧，面对患者，双脚与治疗床垂

直，双腿下蹲呈马步。医生站立位置（从治疗床头侧至足侧）恰好与患者半脱位髂骨位置平行。

医生右手（此处为接触手）豌豆骨贴压于患者左侧髂后上棘外缘（髂骨上），医生左手握住右手手腕，左手豌豆骨和小鱼际稳定而牢固地压在接触手的豌豆骨上。

医生双手肘关节微弯曲，逐渐加力于接触点，感到适当阻力后迅速曲膝下沉，发力矫正，发力方向为向内。

注意控制好用力的方向、力度和深度。最好配合汤普森装置进行矫正。

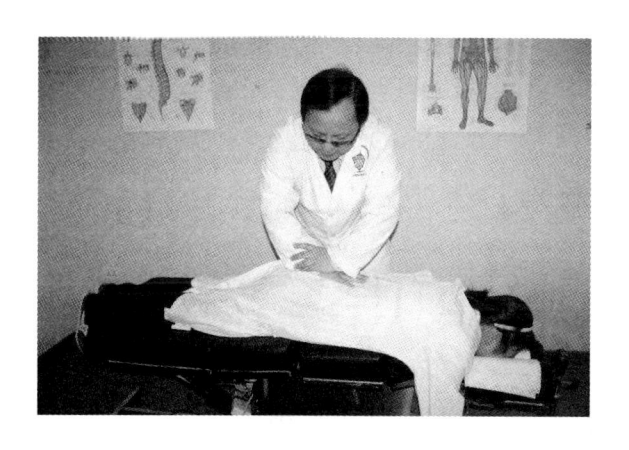

图 7-25 矫正左髂骨 EX

【发力部位】

医生右手豌豆骨。

【发力方向】

向内（此处为从左向右）。

【接触点】

患者左侧髂后上棘外缘。

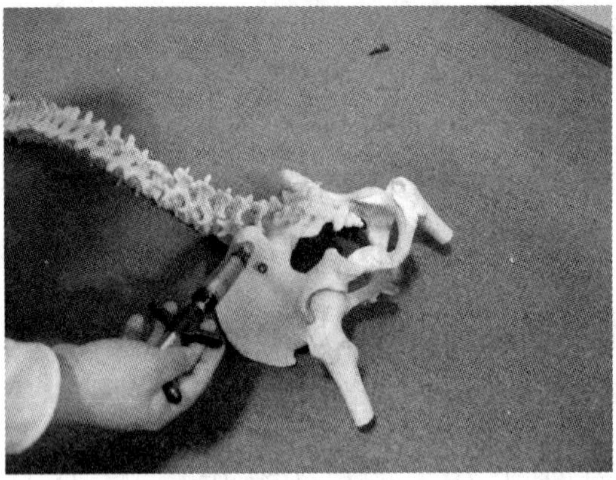

图 7-26　左髂骨 EX

手法十三

【半脱位编码】

左髂骨 IN

【患者体位】

患者取俯卧位，姿势同上。

【矫正手法】

医生站于治疗床左侧，面对患者，双脚与治疗床垂直，双腿下蹲呈马步。医生站立位置（从治疗床头侧至足侧）恰好与患者半脱位髂骨位置平行。

医生右手（此处为接触手）豌豆骨贴压于患者左侧髂后上棘内缘，医生左手轻轻放在患者腰背部。

医生右手逐渐加力于接触点，感到适当阻力后迅速曲膝下沉，发力矫正，发力方向为向外，发力通过骶髂关节平面。

注意控制好用力的方向、力度和深度。最好配合汤普森装置进行矫正。

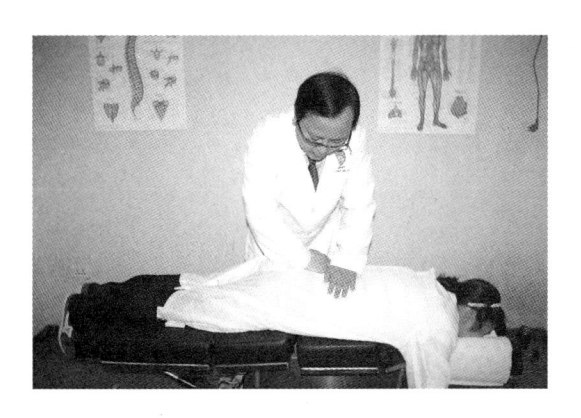

图 7-27 矫正左髂骨 IN

【发力部位】

医生右手豌豆骨。

【发力方向】

向外（此处为从右向左）。

【接触点】

患者左侧髂后上棘内缘。

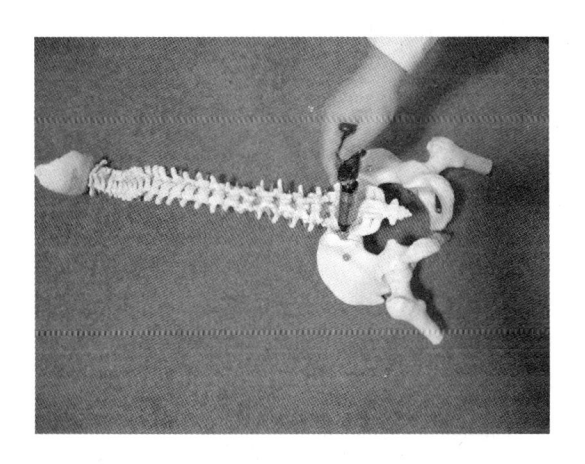

图 7-28 左髂骨 IN 接触点

手法十四

【半脱位编码】

左髂骨 PI

【患者体位】

患者取俯卧位，姿势同上。

【矫正手法】

医生站于治疗床左侧，面对患者，双脚与治疗床垂直，双腿下蹲呈马步。医生站立位置（从治疗床头侧至足侧）恰好与患者半脱位髂骨位置平行。

医生左手（此处为接触手）豌豆骨贴压于患者左侧髂后上棘内缘上方（髂骨上），医生右手握住左手手腕，右手豌豆骨和小鱼际稳定而牢固地压在接触手的豌豆骨上。

医生双手肘关节微弯曲，逐渐加力于接触点，感到适当阻力后迅速曲膝下沉，发力矫正，发力方向为向前、向上、向外，发力通过骶髂关节平面。

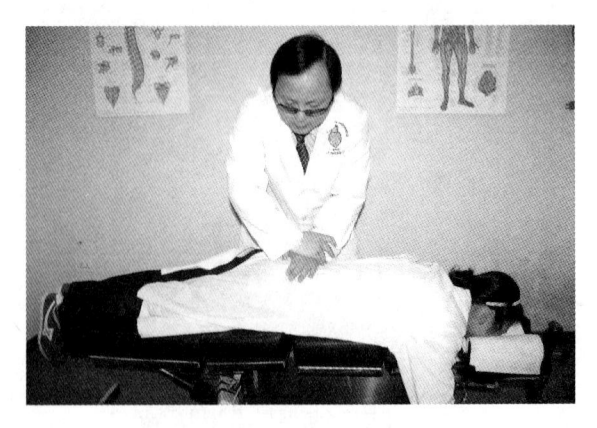

图 7-29 矫正左髂骨 PI

注意控制好用力的方向、力度和深度。最好配合汤普森装置进行矫正。

【发力部位】

医生左手豌豆骨。

【发力方向】

向前、向上、向外。

【接触点】

患者左侧髂后上棘内缘上方。

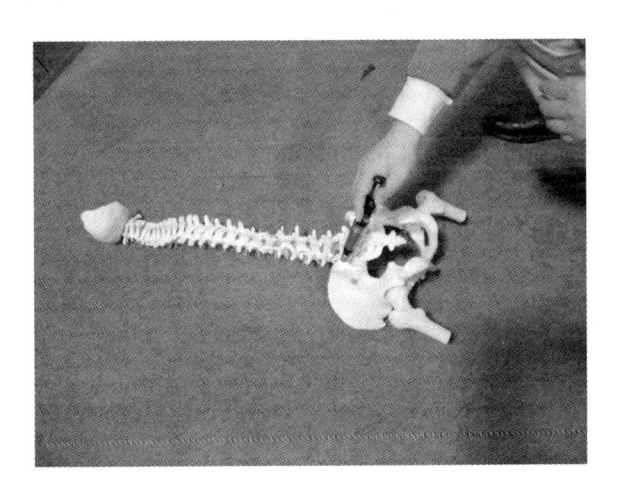

图 7-30　左髂骨 PI 接触点

第八章 腰椎的矫正手法

第一节 概述

腰椎部与骶髂部一样，它们周围都有很强壮的肌肉、韧带起到稳定作用，因此矫正腰椎要施以相当的力度。为增加矫正力度并让患者有低力度感，建议腰椎俯卧位矫正时尽可能利用汤姆森装置。

与骶髂部矫正情形一样，腰椎矫正时同样不需要考虑患者呼吸的配合问题；与骶髂部矫正不一样的是，腰椎矫正时患者可能产生肌肉紧张而影响发力，所以医生应注意在患者放松肌肉的时候发力矫正。

腰椎的矫正手法可以通用于所有的腰椎椎骨及第十一至第十二胸椎。医生要注意的是：发力方向要随着腰椎曲度的改变而调整变化。因为所有脊椎矫正的发力方向都要沿着椎体关节的平面，腰椎矫正也不例外。

医生瞬间发力矫正后，为减少患者的不适感，医生要在数秒钟内保持一定力度，而不应该立刻松劲。

需要注意的是：在任何时候，对人体的任何部位做矫正治疗时，都不要忘记本书第四章和第七章中提到的注意事项。

第二节 侧卧位矫正手法

患者先坐在治疗床的中部，医生对初次来治疗的患者做必要的指导示范。然后让患者侧卧，将其头部放在治疗床的头枕部，患者眼睛平视。

医生要提前调整好治疗床头枕部的高度。注意治疗床头枕部的高度恰好能使患者头颈部与其下部脊柱呈一直线，而不能呈现侧弯状。

手法一

【半脱位编码】

第五腰椎 PLS-SP

【患者体位】

患者取右侧卧位，身体与治疗床成一直线。在整个治疗过程中，患者不应有扭曲、侧弯或紧张的感觉。

患者右腿在下，并伸直。必要时医生可以用手握住患者右腿踝关节处，适当地用力下拉，帮助患者放直右腿，置于矫正床的中心线上。

患者左腿在上，曲膝，足内侧放于右腿膝关节处。

患者双手交叉于胸前，右手上臂放松置于治疗床上，右手轻轻放在左手上臂；左手前臂自然放松与床面垂直。

患者身体垂直于床面或者整个身体略向右旋转，但切不可造成患者脊柱的任何扭转。

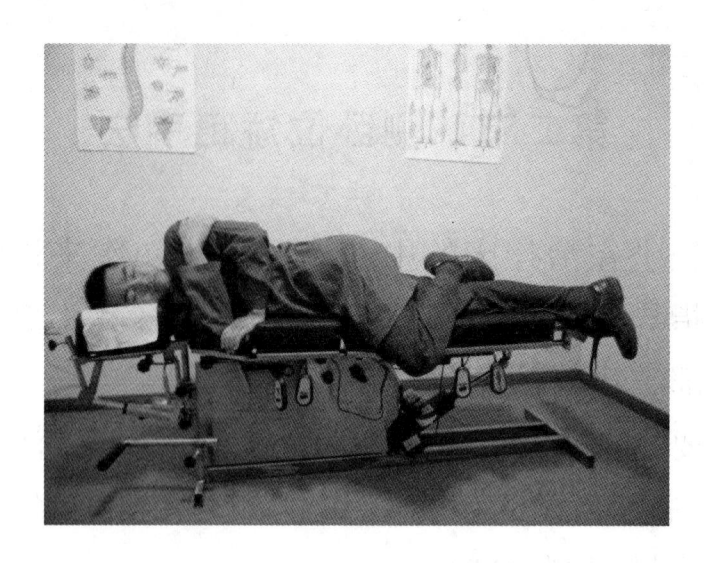

图 8-1　患者右侧卧位

【矫正手法】

医生站于治疗床左侧，站在（朝头侧）略高于患者半脱位（第五腰椎）的位置；医生面向患者，上身略偏向治疗床头侧，双腿取左弓步（左腿向头侧弓步）。

医生先用左手（稳定手）找到接触点，即患者第五腰椎棘突左侧，然后将右手豌豆骨置于接触点上，右掌手指越过脊椎，与脊椎呈约45°。医生右手要自然而稳定地接触患者受术部位，而不应有别扭、不稳定和用不上力的感觉。

医生用右手将患者身体略向右旋（即向医生侧），然后用左手轻轻握住患者的右手腕或者放于患者左手上臂或肩部。注意用力要轻，切不可用力推动患者肩部或者上臂，以免造成患者脊柱部分扭曲，更不可扭动患者上身。

医生身体略向左旋，右腿上台，压于患者屈曲的左大腿外侧。切记此动作的目的是为了稳定患者身体，以固定要矫正脊椎下部的骨盆和椎骨，而不是起杠杆作用。

医生左手稳定患者，医生右手逐渐加力于接触点，感到适当阻力后迅速曲膝下沉，发力矫正，发力方向为向前、向内、向下，并加以逆时针扭力，通过 $L_5 \sim S_1$ 椎体关节平面（椎间盘）。

注意控制好用力的方向、力度和深度。

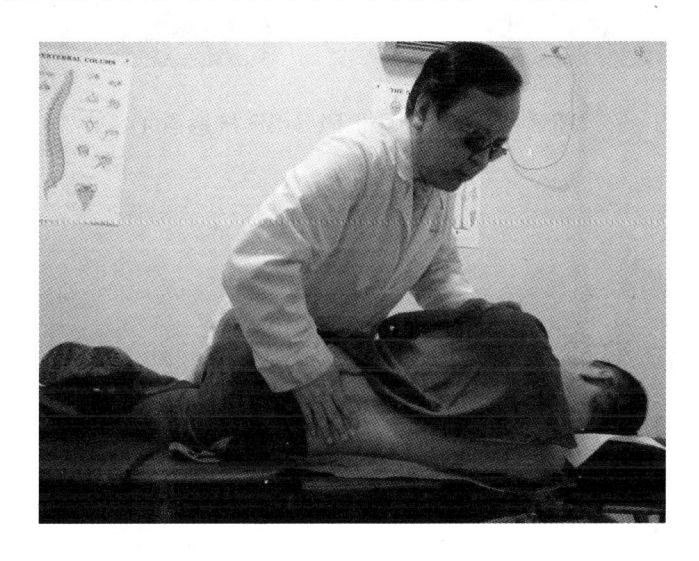

图 8-2　矫正第五腰椎 PLS-SP 接触点

【发力部位】

医生右手豌豆骨。

【发力方向】

向前、向内（此处为由左向右）、向下，并逆时针扭转。

【接触点】

患者第五腰椎棘突左侧。

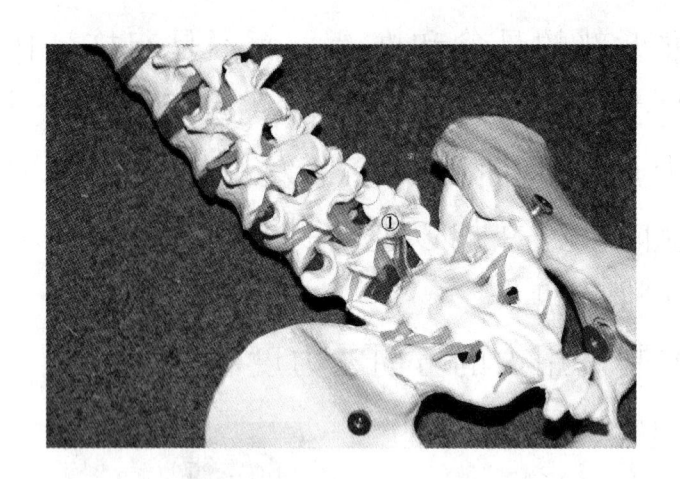

图 8-3　第五腰椎 PLS-SP 接触点①

手法二

【半脱位编码】
第五腰椎 PRS-M

【患者体位】
患者取右侧卧位，姿势同上。

【矫正手法】
医生站于治疗床左侧，站在（朝头侧）略高于患者半脱位（第五腰椎）的位置；医生面向患者，上身略偏向治疗床头侧，双腿取左弓步（左腿向头侧弓步）。

医生先用左手（稳定手）找到接触点，即患者第五腰椎左侧乳状突起，然后将右手豌豆骨置于接触点上，右掌手指不要越过脊椎，而应与脊椎平行。医生右手要自然而稳定地接触患者受术部位，而不应有别扭、不稳定和用不上力的感觉。

医生用右手将患者身体略向右旋（即向医生侧），然后用左手轻轻握住患者的右手腕或者放于患者左手上臂或肩部。注意用力要轻,切不可用力推动患者肩部或者上臂,以免造成患者脊柱部分扭曲,更不可扭动患者上身。

医生身体略向左旋,右腿上台,压于患者屈曲的左大腿外侧。切记此动作的目的是为了稳定患者身体,以固定要矫正脊椎下部的骨盆和椎骨,而不是起杠杆作用。

医生左手稳定患者,医生右手逐渐加力于接触点,感到适当阻力后迅速曲膝下沉,发力矫正,发力方向为向前、向下,并加以顺时针扭力,通过 $L_5 \sim S_1$ 椎体关节平面(椎间盘)。

注意控制好用力的方向、力度和深度。

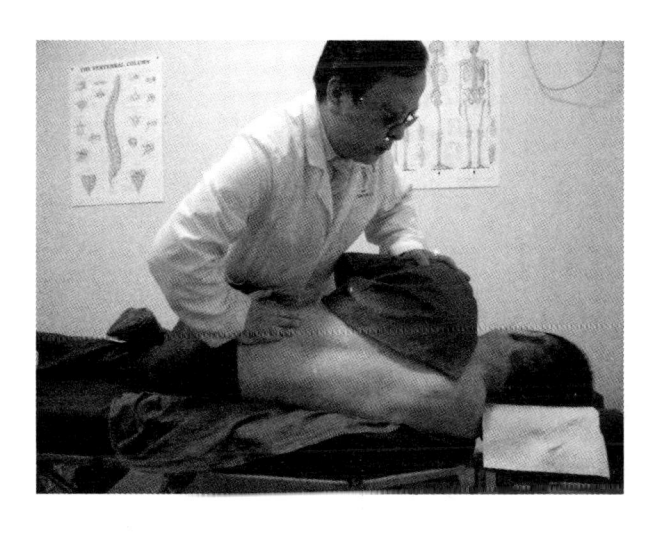

图 8-4 矫正第五腰椎 PRS-M 接触点

【发力部位】
医生右手豌豆骨。

【发力方向】
向前、向下,并顺时针扭转。

【接触点】

患者第五腰椎左侧乳状突起。

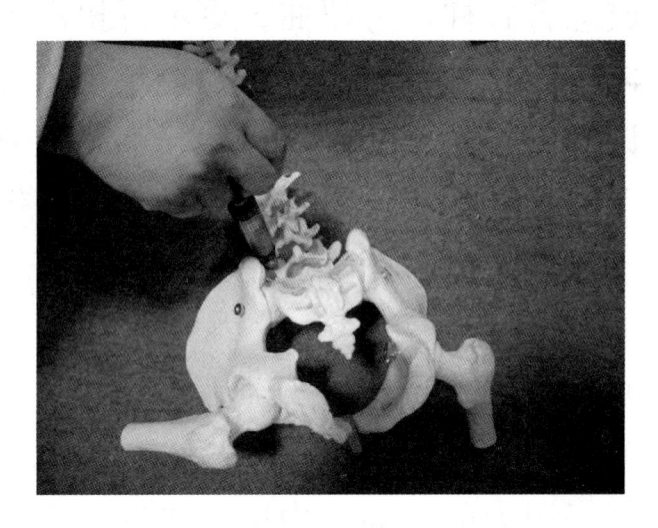

图 8-5　第五腰椎 PRS-M 接触点

手法三

【半脱位编码】

第五腰椎 PLI-SP

【患者体位】

患者取右侧卧位，姿势同上。

【矫正手法】

医生站于治疗床左侧，站在（朝头侧）略高于患者半脱位（第五腰椎）的位置；医生面向患者，上身略偏向治疗床头侧，双腿取左弓步（左腿向头侧弓步）。

医生先用左手（稳定手）找到接触点，即患者第五腰椎棘突左侧，然后将右手豌豆骨置于接触点上，右掌手指越过脊椎，与脊椎呈约 45°。医生右手要自然而稳定地接触患者受术部位，而不应有别扭、不稳定和用不上力的感觉。

医生用右手将患者身体略向右旋（即向医生侧），然后用左手轻轻握住患者的右手腕或者放于患者左手上臂或肩部。注意用力要轻，切不可用力推动患者肩部或者上臂，以免造成患者脊柱部分扭曲，更不可扭动患者上身。

医生身体略向左旋，右腿上台，压于患者屈曲的左大腿外侧。切记此动作的目的是为了稳定患者身体，以固定要矫正脊椎下部的骨盆和椎骨，而不是起杠杆作用。

医生左手稳定患者，医生右手逐渐加力于接触点，感到适当阻力后迅速曲膝下沉，发力矫正，发力方向为向前、向内、向下，并加以顺时针扭力，通过 $L_5 \sim S_1$ 椎体关节平面（椎间盘）。

注意控制好用力的方向、力度和深度。

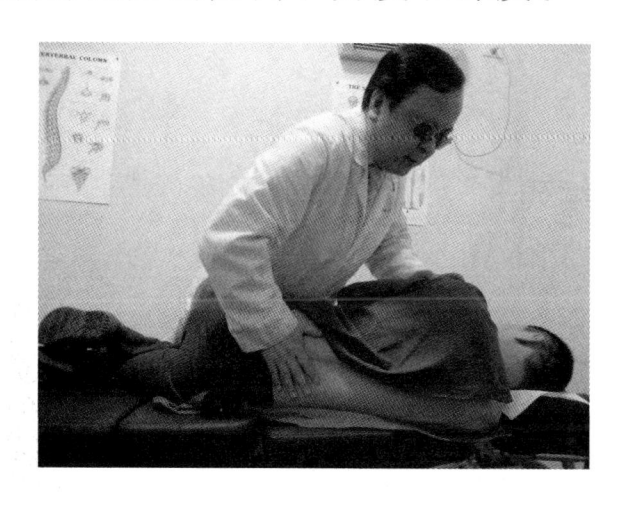

图 8-6　矫正第五腰椎 PLI-SP

【发力部位】

医生右手豌豆骨。

【发力方向】

向前、向下、向内（此处为由左向右），并顺时针扭转。

【接触点】

患者第五腰椎棘突左侧。

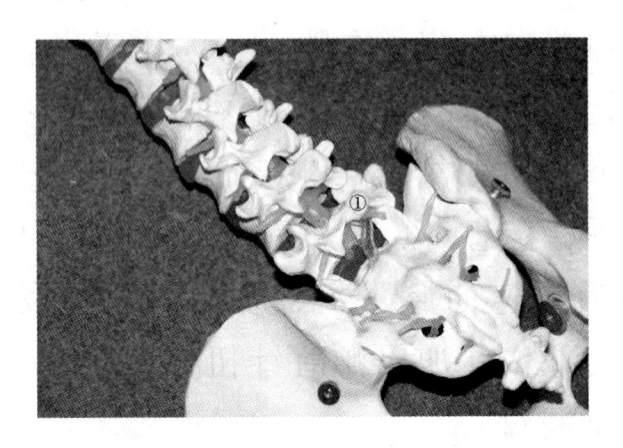

图 8-7　第五腰椎 PLI-SP 接触点①

手法四

【半脱位编码】

第五腰椎 PRI-M

【患者体位】

患者取右侧卧位，姿势同上。

【矫正手法】

医生站于治疗床左侧，站在（朝头侧）略高于患者半脱位（第五腰椎）的位置；医生面向患者，上身略偏向治疗床头侧，双腿取左弓步（左腿向头侧弓步）。

医生先用左手（稳定手）找到接触点，即患者第五腰椎左侧乳状突起，然后将右手豌豆骨置于接触点上，右掌手指不要越过脊椎，而应与脊椎平行。医生右手要自然而稳定地接触患者受术部位，而不应有别扭、不稳定和用不上力的感觉。

医生用右手将患者身体略向右旋（即向医生侧），然后用左手轻轻握住患者的右手腕或者放于患者左手上臂或肩部。注意用力要轻，切不可用力推动患者肩部或者上臂，以免造成患者脊柱部分扭曲，更不可扭动患者上身。

医生身体略向左旋，右腿上台，压于患者屈曲的左大腿外侧。切记此动作的目的是为了稳定患者身体，以固定要矫正脊椎下部的骨盆和椎骨，而不是起杠杆作用。

医生左手稳定患者，医生右手逐渐加力于接触点，感到适当阻力后迅速曲膝下沉，发力矫正，发力方向为向前、向下，并加以逆时针扭力，通过 $L_5 \sim S_1$ 椎体关节平面（椎间盘）。

注意控制好用力的方向、力度和深度。

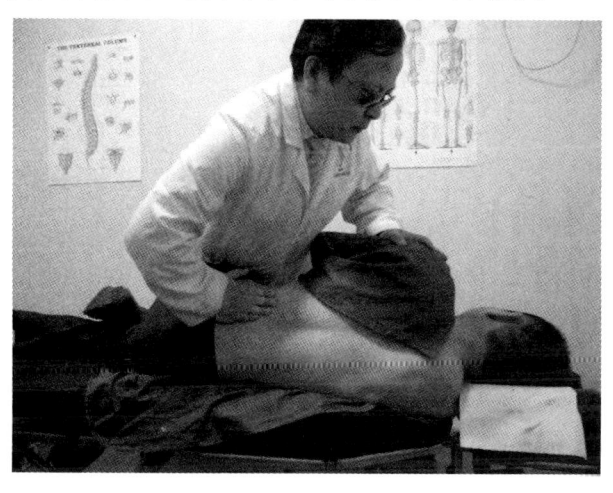

图 8-8 矫正第五腰椎 PRI-M

【发力部位】

医生右手豌豆骨。

【发力方向】

向前、向下,并逆时针扭转。

【接触点】

患者第五腰椎左侧乳状突起。

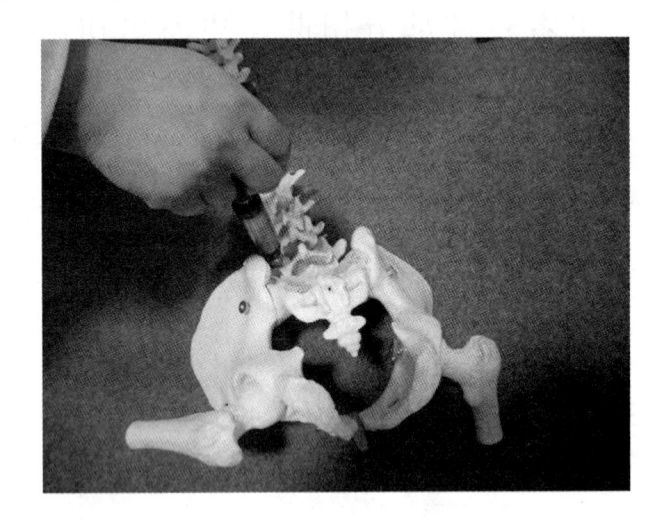

图 8-9 第五腰椎 PRI-M 接触点

手法五

【半脱位编码】

第五腰椎 PL-SP

【患者体位】

患者取右侧卧位,姿势同上。

【矫正手法】

医生站于治疗床左侧,站在(朝头侧)略高于患者半脱位（第五腰椎）的位置；医生面向患者，上身略偏向治疗床头侧，双腿取左弓步（左腿向头侧弓步）。

医生先用左手（稳定手）找到接触点，即患者第五腰椎棘突左侧，然后将右手豌豆骨置于接触点上，右掌手指越过脊椎，与脊椎呈约45°。医生右手要自然而稳定地接触患者受术部位，而不应有别扭、不稳定和用不上力的感觉。

医生用右手将患者身体略向右旋（即向医生侧），然后用左手轻轻握住患者的右手腕或者放于患者左手上臂或肩部。注意用力要轻，切不可用力推动患者肩部或者上臂，以免造成患者脊柱部分扭曲，更不可扭动患者上身。

医生身体略向左旋，右腿上台，压于患者屈曲的左大腿外侧。切记此动作的目的是为了稳定患者身体，以固定要矫正脊椎下部的骨盆和椎骨，而不是起杠杆作用。

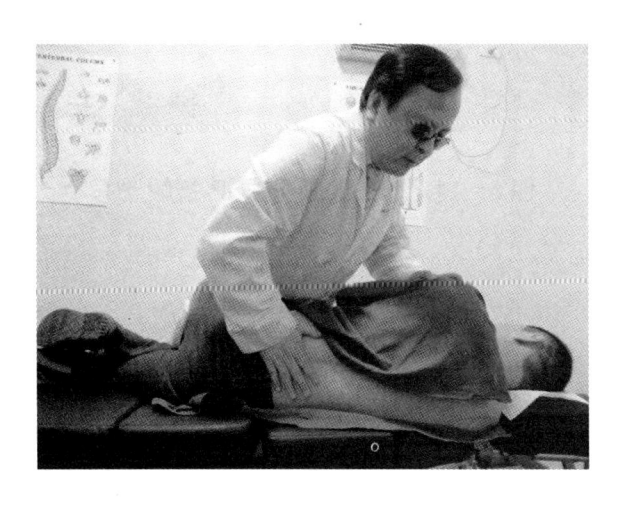

图 8-10　矫正第五腰椎 PL-SP

医生左手稳定患者，医生右手逐渐加力于接触点，感到适当阻力后迅速曲膝下沉，发力矫正，发力方向为向

前、向内、向下，通过 $L_5 \sim S_1$ 椎体关节平面（椎间盘）。注意控制好用力的方向、力度和深度。

【发力部位】

医生右手豌豆骨。

【发力方向】

向前，向内（此处为由左向右）、向下。

【接触点】

患者第五腰椎棘突左侧。

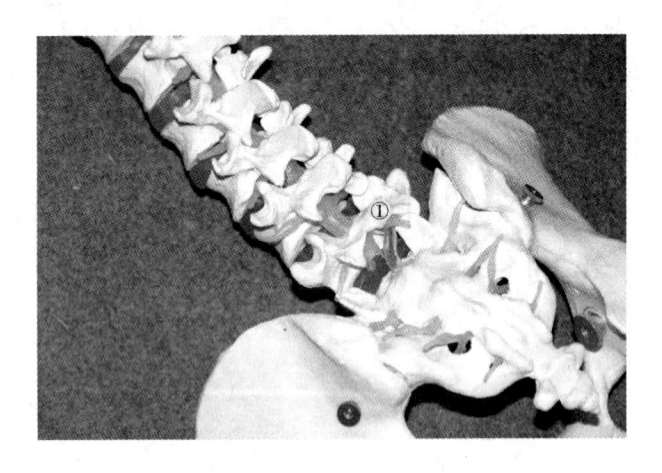

图 8-11 第五腰椎 PL-SP 接触点①

手法六

【半脱位编码】

第五腰椎 PR-M

【患者体位】

患者取右侧卧位，姿势同上。

【矫正手法】

医生站于治疗床左侧，站在（朝头侧）略高于患者半脱位（第五腰椎）的位置；医生面向患者，上身略偏向治疗床头侧，双腿取左弓步（左腿向头侧弓步）。

医生先用左手（稳定手）找到接触点，即患者第五腰椎左侧乳状突起，然后将右手豌豆骨置于接触点上，右掌手指不要越过脊椎，而应与脊椎平行。医生右手与患者要自然而稳定地接触，而不应有别扭、不稳定和用不上力的感觉。

医生用右手将患者身体略向右旋（即向医生侧），然后用左手轻轻握住患者的右手腕或者放于患者左手上臂或肩部。注意用力要轻，切不可用力推动患者肩部或者上臂，以免造成患者脊柱部分扭曲，更不可扭动患者上身。

医生身体略向左旋，右腿上台，压于患者屈曲的左大腿外侧。切记此动作的目的是为了稳定患者身体，以固定要矫正脊椎下部的骨盆和椎骨，而不是起杠杆作用。

医生左手稳定患者，医生右手逐渐加力于接触点，感到适当阻力后迅速曲膝下沉，发力矫正，发力方向为向前、向下，通过 $L_5 \sim S_1$ 椎体关节平面（椎间盘）。

注意控制好用力的方向、力度和深度。

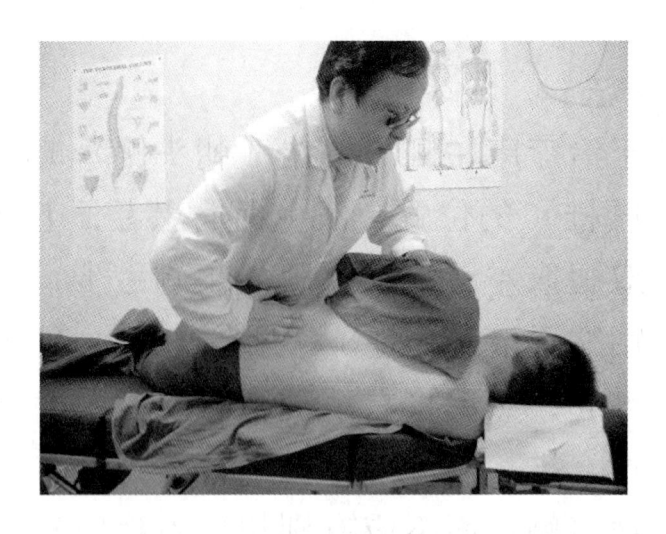

图 8-12　矫正第五腰椎 PR-M 接触点

【发力部位】
医生右手豌豆骨。

【发力方向】
向前、向下。

【接触点】
患者第五腰椎左侧乳状突起。

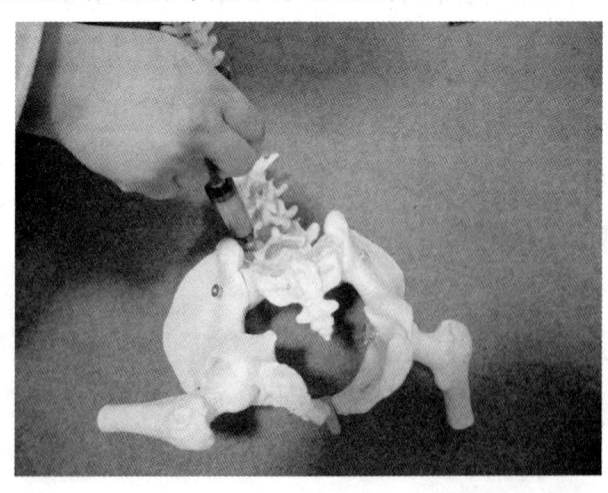

图 8-13　第五腰椎 PR-M 接触点

手法七

【半脱位编码】
第四腰椎 PL-SP

【患者体位】
患者取右侧卧位，姿势同上。

【矫正手法】
医生站于治疗床左侧，站在（朝头侧）略高于患者半脱位（第四腰椎的位置）的位置；医生面向患者，上身略偏向治疗床头侧，双腿取左弓步（左腿向头侧弓步）。

医生先用左手（稳定手）找到接触点，即患者第四腰椎棘突左侧，然后将右手豌豆骨置于接触点上，右掌手指越过脊椎，与脊椎呈约45°。医生右手要自然而稳定地接触患者受术部位，而不应有别扭、不稳定和用不上力的感觉。

医生用右手将患者身体略向右旋（即向医生侧），然后用左手轻轻握住患者的右手腕或者放于患者左手上臂或肩部。注意用力要轻，切不可用力推动患者肩部或者上臂，以免造成患者脊柱部分扭曲，更不可扭动患者上身。

医生身体略向左旋，右腿上台，压于患者屈曲的左大腿外侧。切记此动作的目的是为了稳定患者身体，以固定要矫正脊椎下部的骨盆和椎骨，而不是起杠杆作用。

医生左手稳定患者，医生右手逐渐加力于接触点，感到适当阻力后迅速曲膝下沉，发力矫正，发力方向为向

前、向下、向内,通过 L_4～L_5 椎体关节平面(椎间盘)。注意控制好用力的方向、力度和深度。

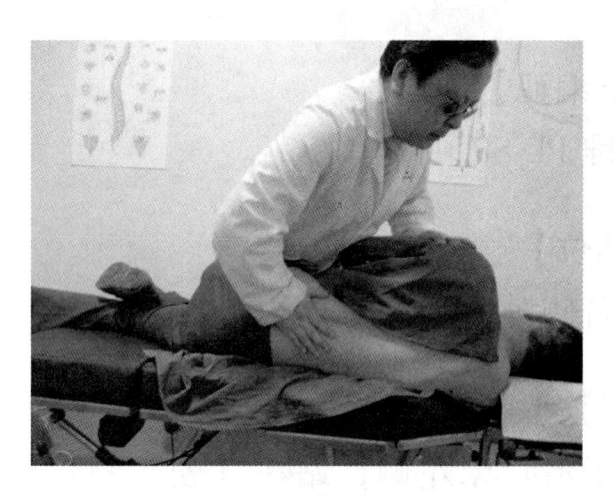

图 8-14　矫正第四腰椎 PL-SP

【发力部位】

医生右手豌豆骨。

【发力方向】

向前、向内(此处为由左向右)、向下。

【接触点】

患者第四腰椎棘突左侧。

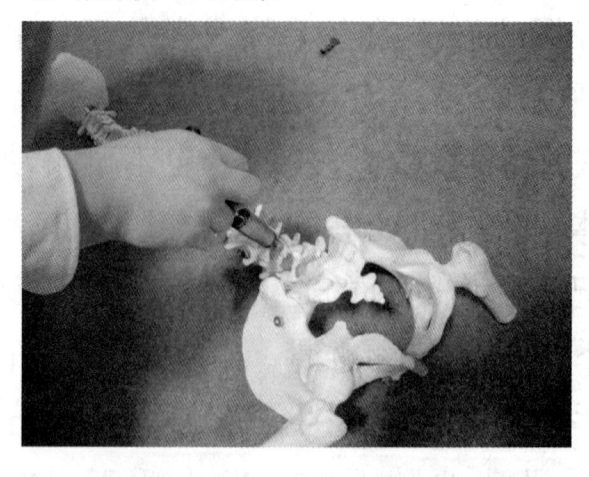

图 8-15　第四腰椎 PL-SP 接触点

手法八

【半脱位编码】
第四腰椎 PLS

【患者体位】
患者取右侧卧位，姿势同上。

【矫正手法】
医生站于治疗床左侧，站在（朝头侧）略高于患者半脱位（第四腰椎的位置）的位置；医生面向患者，上身略偏向治疗床头侧，双腿取左弓步（左腿向头侧弓步）。

医生先用左手（稳定手）找到接触点，即患者第四腰椎棘突左侧，然后将右手豌豆骨置于接触点上，右掌手指越过脊椎，与脊椎呈约 45°。医生右手与患者要自然而稳定地接触，而不应有别扭、不稳定和用不上力的感觉。

医生用右手将患者身体略向右旋（即向医生侧），然后用左手轻轻握住患者的右手腕或者放于患者左手上臂或肩部。注意用力要轻，切不可用力推动患者肩部或者上臂，以免造成患者脊柱部分扭曲，更不可扭动患者上身。

医生身体略向左旋，右腿上台，压于患者屈曲的左大腿外侧。切记此动作的目的是为了稳定患者身体，以固定要矫正脊椎下部的骨盆和椎骨，而不是起杠杆作用。

医生左手稳定患者，医生右手逐渐加力于接触点，感到适当阻力后迅速曲膝下沉，发力矫正，发力方向为向前、向内、向下，并加以逆时针扭力，通过 $L_4 \sim L_5$ 椎体关节平面（椎间盘）。

注意控制好用力的方向、力度和深度。

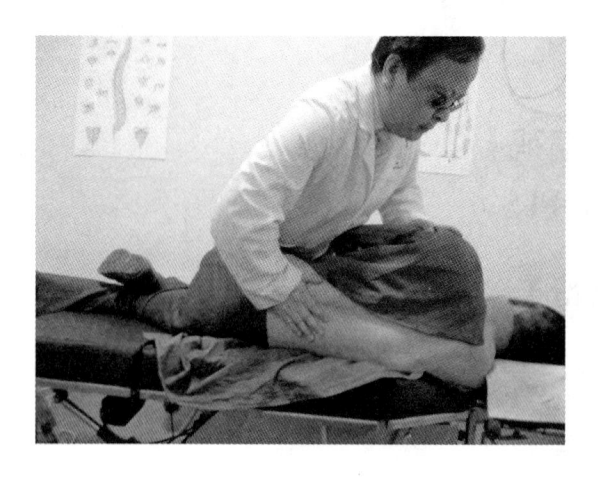

图 8-16　矫正第四腰椎 PLS

【发力部位】

医生右手豌豆骨。

【发力方向】

向前、向内（此处为由左向右）、向下，并逆时针扭转。

【接触点】

患者第四腰椎棘突左侧。

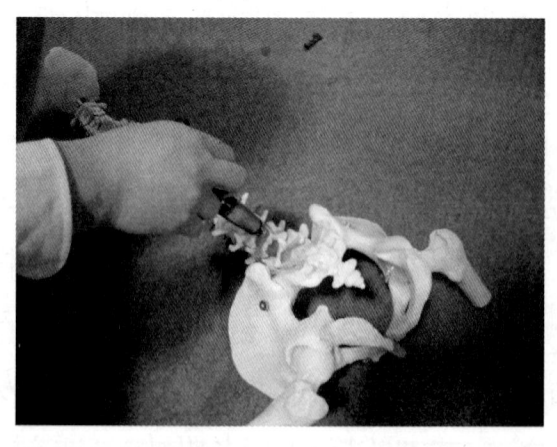

图 8-17　第四腰椎 PLS 接触点

手法九

【半脱位编码】
第四腰椎 PRI-M

【患者体位】
患者取右侧卧位,姿势同上。

【矫正手法】
医生站于治疗床左侧,站在(朝头侧)略高于患者半脱位(第四腰椎)的位置;医生面向患者,上身略偏向治疗床头侧,双腿取左弓步(左腿向头侧弓步)。

医生先用左手(稳定手)找到接触点,即患者第四腰椎左侧乳状突起,然后将右手豌豆骨置于接触点上,右掌手指不要越过脊椎,而应与脊椎平行。医生右手要自然而稳定地接触患者受术部位,而不应有别扭、不稳定和用不上力的感觉。

医生用右手将患者身体略向右旋(即向医生侧),然后用左手轻轻握住患者的右手腕或者放于患者左手上臂或肩部。注意用力要轻,切不可用力推动患者肩部或者上臂,以免造成患者脊柱部分扭曲,更不可扭动患者上身。

医生身体略向左旋,右腿上台,压于患者屈曲的左大腿外侧。切记此动作的目的是为了稳定患者身体,以固定要矫正脊椎下部的骨盆和椎骨,而不是起杠杆作用。

医生左手稳定患者,医生右手逐渐加力于接触点,感到适当阻力后迅速曲膝下沉,发力矫正,发力方向为向前、向下,并加以逆时针扭力,通过 $L_4 \sim L_5$ 椎体关节平面（椎间盘）。

注意控制好用力的方向、力度和深度。

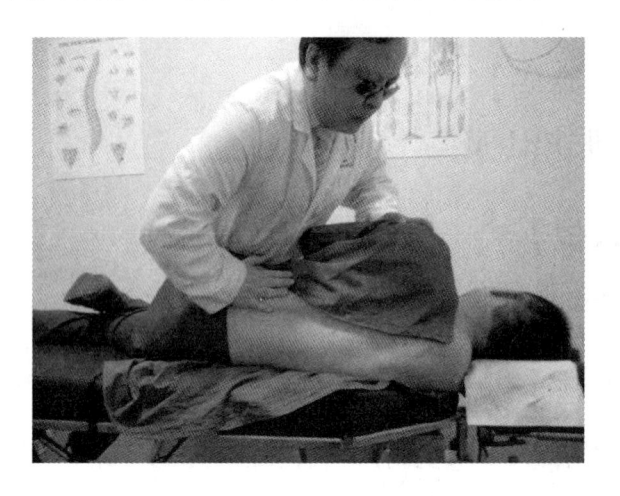

图 8-18　矫正第四腰椎 PRI-M

【发力部位】

医生右手豌豆骨。

【发力方向】

向前、向下，并逆时针扭转。

【接触点】

患者第四腰椎左侧乳状突起。

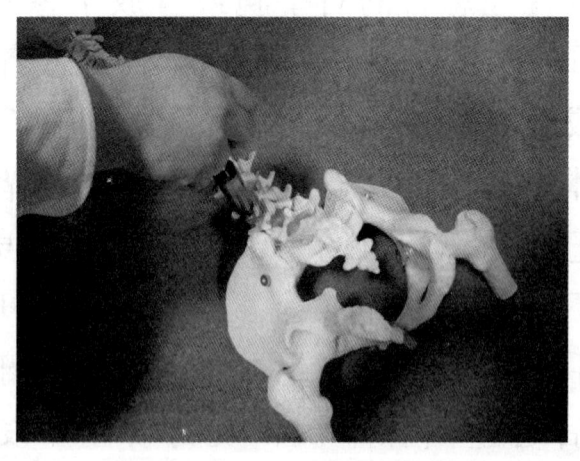

图 8-19　第四腰椎 PRI-M 接触点

手法十

【半脱位编码】

第四腰椎 PR-M

【患者体位】

患者取右侧卧位，姿势同上。

【矫正手法】

医生站于治疗床左侧，站在（朝头侧）略高于患者半脱位（第四腰椎）的位置；医生面向患者，上身略偏向治疗床头侧，双腿取左弓步（左腿向头侧弓步）。

医生先用左手（稳定手）找到接触点，即患者第四腰椎左侧乳状突起，然后将右手豌豆骨置于接触点上，右掌手指不要越过脊椎，而应与脊椎平行。医生右手要自然而稳定地接触患者受术部位，而不应有别扭、不稳定和用不上力的感觉。

医生用右手将患者身体略向右旋（即向医生侧），然后用左手轻轻握住患者的右手腕或者放于患者左手上臂或肩部。注意用力要轻，切不可用力推动患者肩部或者上臂，以免造成患者脊柱部分扭曲，更不可扭动患者上身。

医生身体略向左旋，右腿上台，压于患者屈曲的左大腿外侧。切记此动作的目的是为了稳定患者身体，以固定要矫正脊椎下部的骨盆和椎骨，而不是起杠杆作用。

医生左手稳定患者，右手逐渐加力于接触点，感到适当阻力后迅速曲膝下沉，发力矫正，发力方向为向前、向下，通过 L_4~L_5 椎体关节平面（椎间盘）。
注意控制好用力的方向、力度和深度。

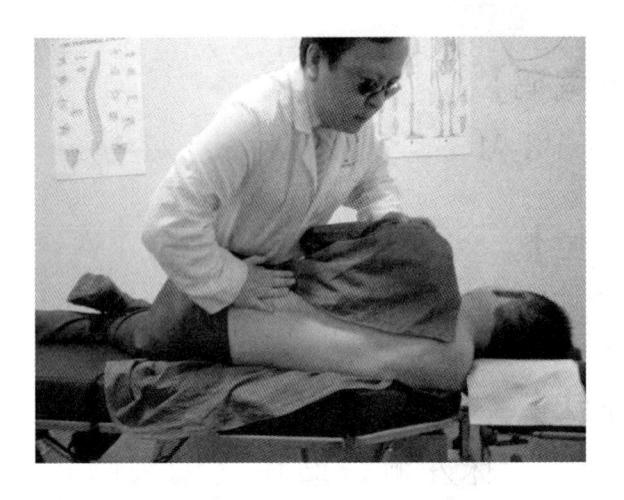

图 8-20　矫正第四腰椎 PR-M

【发力部位】
医生右手豌豆骨。

【发力方向】
向前、向下。

【接触点】
患者第四腰椎左侧乳状突起。

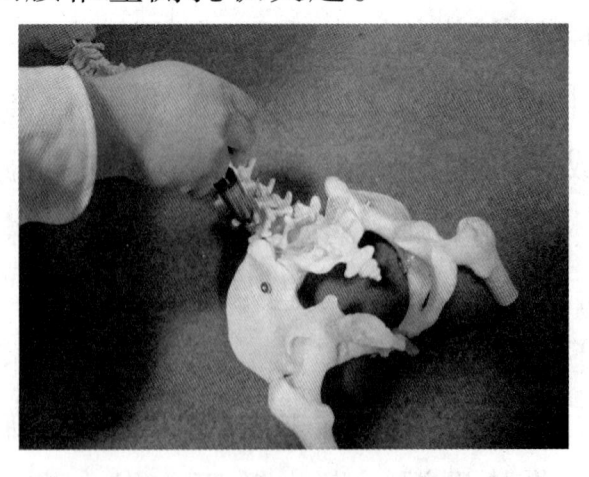

图 8-21　第四腰椎 PR-M 接触点

手法十一

【半脱位编码】

第二腰椎 PL-SP

【患者体位】

患者取右侧卧位，姿势同上。

【矫正手法】

医生站于治疗床左侧，站在（朝足侧）略高于患者半脱位（第二腰椎）的位置；医生面向患者，上身略偏向治疗床头侧，双腿取左弓步（左腿向头侧弓步）。

医生先用左手（稳定手）找到接触点，即患者第二腰椎棘突左侧，然后将右手豌豆骨置于接触点上，右掌手指越过脊椎，与脊椎呈约45°。医生右手要自然而稳定地接触患者受术部位，而不应有别扭、不稳定和用不上力的感觉。

医生用右手将患者身体略向右旋（即向医生侧），然后用左手轻轻握住患者的右手腕或者放于患者左手上臂或肩部。注意用力要轻，切不可用力推动患者肩部或者上臂，以免造成患者脊柱部分扭曲，更不可扭动患者上身。

医生身体略向左旋，右腿上台，压于患者屈曲的左大腿外侧。切记此动作的目的是为了稳定患者身体，以固定要矫正脊椎下部的骨盆和椎骨，而不是起杠杆作用。

医生左手稳定患者，右手逐渐加力于接触点，感到适当阻力后迅速曲膝下沉，发力矫正，发力方向为向前、向内、向上，通过 $L_2 \sim L_3$ 椎体关节平面（椎间盘）。

注意控制好用力的方向、力度和深度。

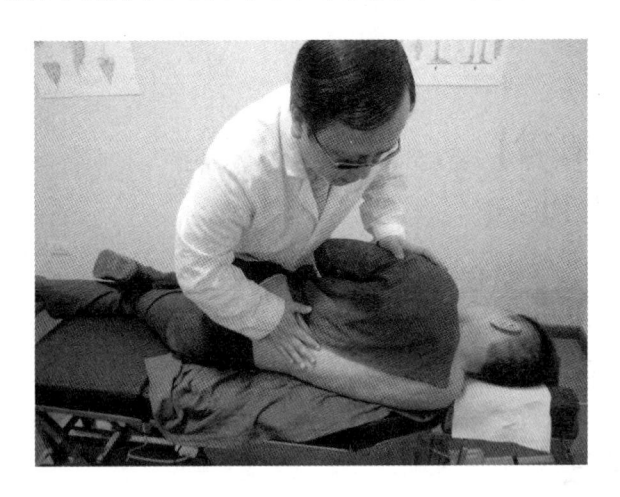

图 8-22　矫正第二腰椎 PL-SP

【发力部位】

医生右手豌豆骨。

【发力方向】

向前、向内（此处为由左向右）、向上。

【接触点】

患者第二腰椎棘突左侧。

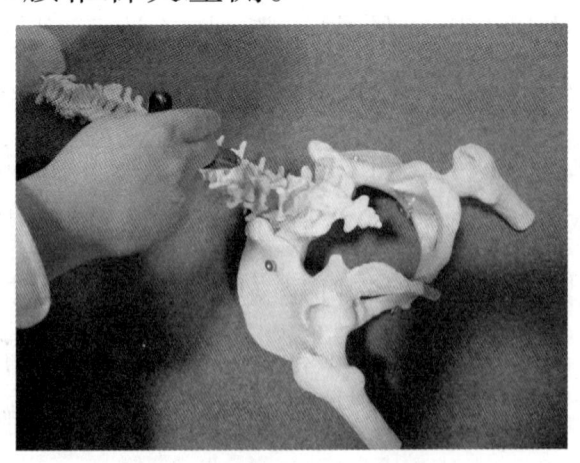

图 8-23　第二腰椎 PL-SP 接触点

手法十二

【半脱位编码】

第二腰椎 PLS

【患者体位】

患者取右侧卧位,姿势同上。

【矫正手法】

医生站于治疗床左侧,站在(朝足侧)略高于患者半脱位(第二腰椎)的位置;医生面向患者,上身略偏向治疗床头侧,双腿取左弓步(左腿向头侧弓步)。

医生先用左手(稳定手)找到接触点,即患者第二腰椎棘突左侧,然后将右手豌豆骨置于接触点上,右掌手指越过脊椎,与脊椎呈约45°。医生右手与患者要自然而稳定地接触,而不应有别扭、不稳定和用不上力的感觉。

医生用右手将患者身体略向右旋(即向医生侧),然后用左手轻轻握住患者的右手腕或者放于患者左手上臂或肩部。注意用力要轻,切不可用力推动患者肩部或者上臂,以免造成患者脊柱部分扭曲,更不可扭动患者上身。

医生身体略向左旋,右腿上台,压于患者屈曲的左大腿外侧。切记此动作的目的是为了稳定患者身体,以固定要矫正脊椎下部的骨盆和椎骨,而不是起杠杆作用。

医生左手稳定患者,右手逐渐加力于接触点,感到适当阻力后迅速曲膝下沉,发力矫正,发力方向为向前、向内、向上,并加以逆时针扭力,通过 $L_2 \sim L_3$ 椎体关节平面(椎间盘)。

注意控制好用力的方向、力度和深度。

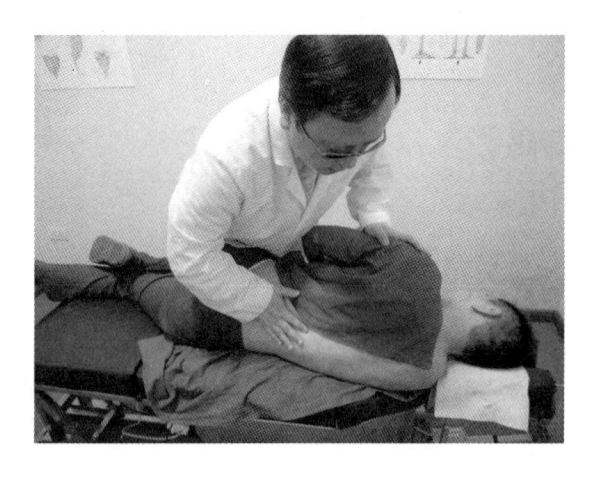

图 8-24　矫正第二腰椎 PLS

【发力部位】

医生右手豌豆骨。

【发力方向】

向前、向内（此处为由左向右）、向上，并逆时针扭转。

【接触点】

患者第二腰椎棘突左侧。

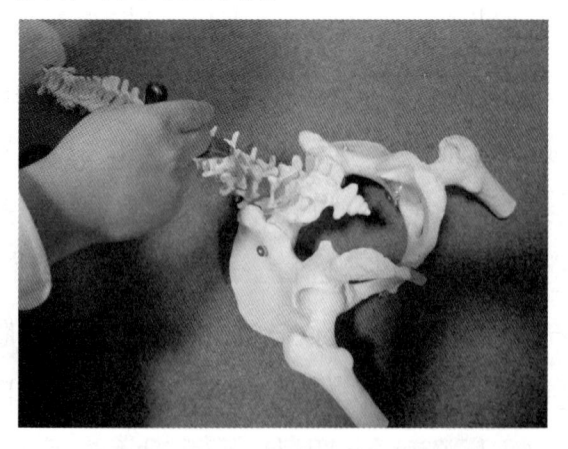

图 8-25　第二腰椎 PLS 接触点

手法十三

【半脱位编码】

第二腰椎 PRI-M

【患者体位】

患者取右侧卧位,姿势同上。

【矫正手法】

医生站于治疗床左侧,站在(朝足侧)略高于患者半脱位(第二腰椎)的位置;医生面向患者,上身略偏向治疗床头侧,双腿取左弓步(左腿向头侧弓步)。

医生先用左手(稳定手)找到接触点,即患者第二腰椎左侧乳状突起,然后将右手豌豆骨置于接触点上,右掌手指不要越过脊椎,而应与脊椎平行。医生右手与患者要自然而稳定地接触,而不应有别扭、不稳定和用不上力的感觉。

医生用右手将患者身体略向右旋(即向医生侧),然后用左手轻轻握住患者的右手腕或者放于患者左手上臂或肩部。注意用力要轻,切不可用力推动患者肩部或者上臂,以免造成患者脊柱部分扭曲,更不可扭动患者上身。

医生身体略向左旋,右腿上台,压于患者屈曲的左大腿外侧。切记此动作的目的是为了稳定患者身体,以固定要矫正脊椎下部的骨盆和椎骨,而不是起杠杆作用。

医生左手稳定患者,右手逐渐加力于接触点,感到适当阻力后迅速曲膝下沉,发力矫正,发力方向为向前、向上,并加以逆时针扭力,通过 $L_2 \sim L_3$ 椎体关节平面(椎间盘)。

注意控制好用力的方向、力度和深度。

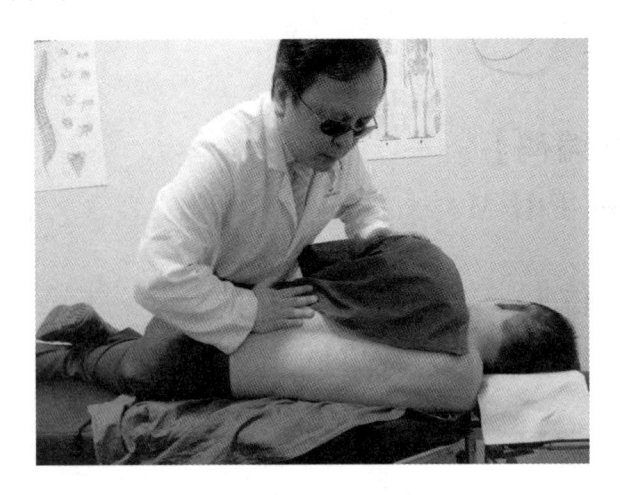

图 8-26　矫正第二腰椎 PRI-M

【发力部位】

医生右手豌豆骨。

【发力方向】

向前、向上，并逆时针扭转。

【接触点】

患者第二腰椎左侧乳状突起。

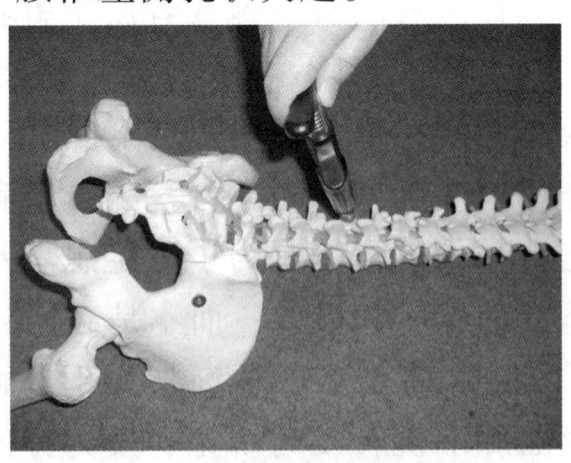

图 8-27　第二腰椎 PRI-M 接触点

手法十四

【半脱位编码】

第二腰椎 PR-M

【患者体位】

患者取右侧卧位，姿势同上。

【矫正手法】

医生站于治疗床左侧，站在（朝足侧）略高于患者半脱位（第二腰椎）的位置；医生面向患者，上身略偏向治疗床头侧，双腿取左弓步（左腿向头侧弓步）。

医生先用左手（稳定手）找到接触点，即患者第二腰椎左侧乳状突起，然后将右手豌豆骨置于接触点上，右掌手指不要越过脊椎，而应与脊椎平行。医生右手要自然而稳定地接触患者受术部位，而不应有别扭、不稳定和用不上力的感觉。

医生用右手将患者身体略向右旋（即向医生侧），然后用左手轻轻握住患者的右手腕或者放于患者左手上臂或肩部。注意用力要轻，切不可用力推动患者肩部或者上臂，以免造成患者脊柱部分扭曲，更不可扭动患者上身。

医生身体略向左旋，右腿上台，压于患者屈曲的左大腿外侧。切记此动作的目的是为了稳定患者身体，以固定要矫正脊椎下部的骨盆和椎骨，而不是起杠杆作用。

医生左手稳定患者，右手逐渐加力于接触点，感到适当阻力后迅速曲膝下沉，发力矫正，发力方向为向前、向上，通过 L_2～L_3 椎体关节平面（椎间盘）。

注意控制好用力的方向、力度和深度。

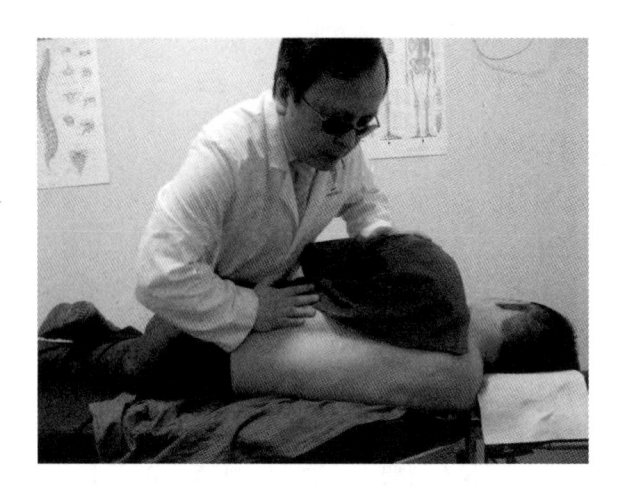

图 8-28　矫正第二腰椎 PR-M

【发力部位】

医生右手豌豆骨。

【发力方向】

向前、向上。

【接触点】

患者第二腰椎左侧乳状突起。

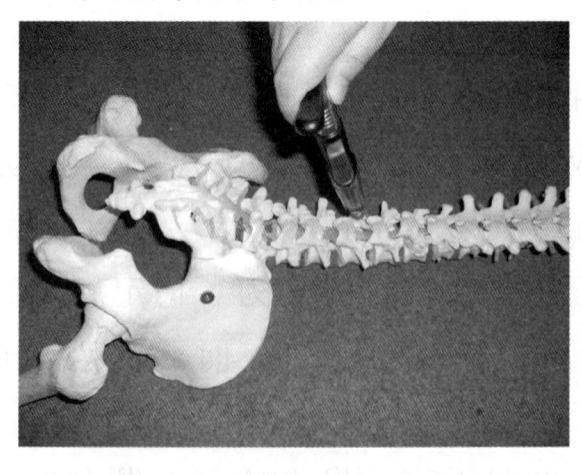

图 8-29　第二腰椎 PR-M 接触点

第三节 俯卧位矫正手法

医生应提前调整好治疗床头枕部的高度，将头枕部下降至略低于治疗床床面的高度。这种高度使患者颈椎部得以放松，并能保持患者整个脊椎水平及头颈部不背屈。

如使用有汤普森装置的治疗床，将汤普森装置升起，使患者半脱位脊椎恰好位于相应汤普森装置之上。建议俯卧位矫正颈椎、胸椎、腰椎、骨盆各部位时，都配合使用汤普森装置。

手法十五

【半脱位编码】
第五腰椎 PLS-SP

【患者体位】
患者取俯卧位，全身自然放松，整个身体位于治疗床的正中线上，不必脱鞋，双脚置于治疗床（足侧）外。

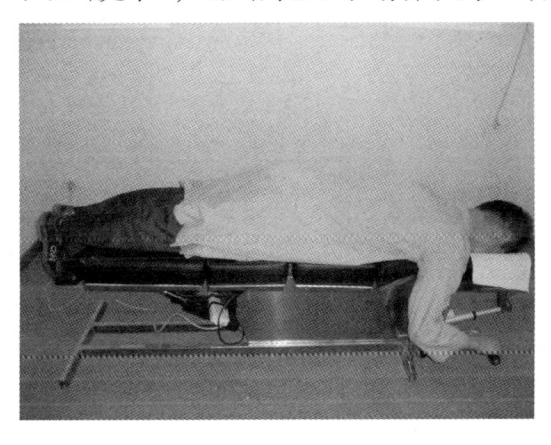

图 8-30 患者俯卧位

【矫正手法】

医生站于治疗床左侧，面对患者，双脚与治疗床垂直，双腿下蹲呈马步。医生站立位置（从治疗床头侧至足侧）恰好与患者半脱位脊椎（第五腰椎）位置平行。

如果治疗床装有汤普森装置，将汤普森装置升起。

医生先用左手找到接触点，即第五腰椎棘突左侧，然后将右手豌豆骨（接触手）置于接触点上，右掌手指越过脊椎，与脊椎呈约45°。医生右手要自然而稳定地接触患者受术部位，而不应有别扭、不稳定和用不上力的感觉。

医生左手握住右手手腕，左手豌豆骨和小鱼际稳定而牢固地压在右手豌豆骨上。

医生双手肘关节微弯曲，逐渐加力于接触点，感到适当阻力后迅速曲膝下沉，发力矫正，发力方向为向前、向下、向内，并加以逆时针扭力，通过 $L_5 \sim S_1$ 椎体关节平面（椎间盘）。

注意控制好用力的方向、力度和深度。

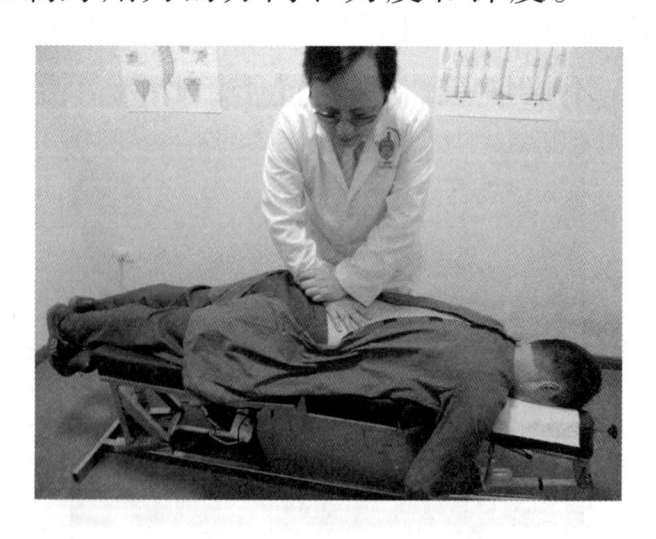

图 8-31　矫正第五腰椎 PLS-SP

【发力部位】

医生右手豌豆骨。

【发力方向】

向前、向下、向内（此处为从左到右），并逆时针扭转。

【接触点】

患者第五腰椎棘突左侧。

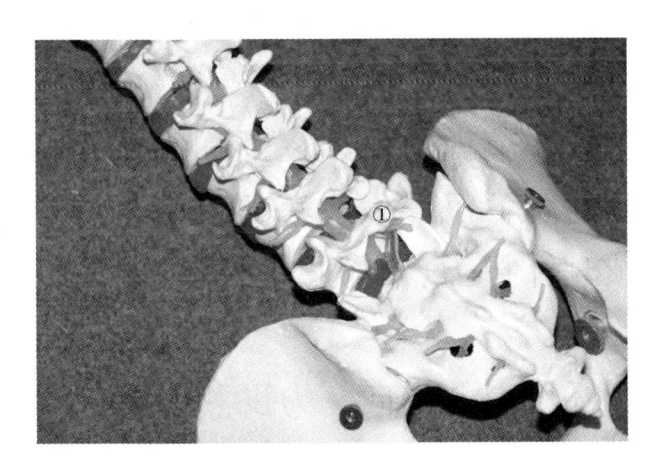

图 8-32 第五腰椎 PLS-SP 接触点①

手法十六

【半脱位编码】

第五腰椎 PRS - M

【患者体位】

患者取俯卧位，姿势同上。

【矫正手法】

医生站于治疗床左侧，面对患者，双脚与治疗床垂

直，双腿下蹲呈马步。医生站立位置恰好与患者半脱位脊椎（第五腰椎）位置平行。

如果治疗床装有汤普森装置，将汤普森装置升起。

医生先用左手找到接触点，即第五腰椎左侧乳状突起，然后将右手豌豆骨（接触手）置于接触点上，右掌手指不要越过脊椎，而应与脊椎平行。医生右手要自然而稳定地接触患者受术部位，而不应有别扭、不稳定和用不上力的感觉。

医生左手握住右手手腕，左手豌豆骨和小鱼际稳定而牢固地压在右手豌豆骨上。

医生双手肘关节微弯曲，逐渐加力于接触点，感到适当阻力后迅速曲膝下沉，发力矫正，发力方向为向前、向下，并加以顺时针扭力，通过 $L_5 \sim S_1$ 椎体关节平面（椎间盘）。

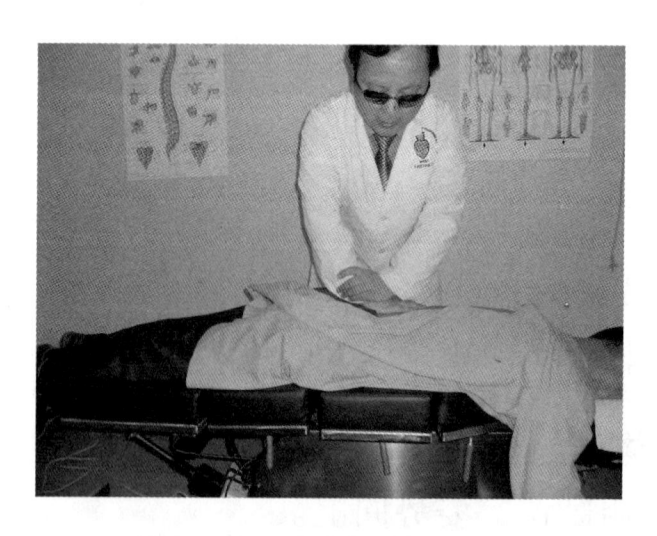

注意控制好用力的方向、力度和深度。

图 8-33　矫正第五腰椎 PRS-M

【发力部位】

医生右手豌豆骨。

【发力方向】

向前、向下,并顺时针扭转。

【接触点】

患者第五腰椎左侧乳状突起。

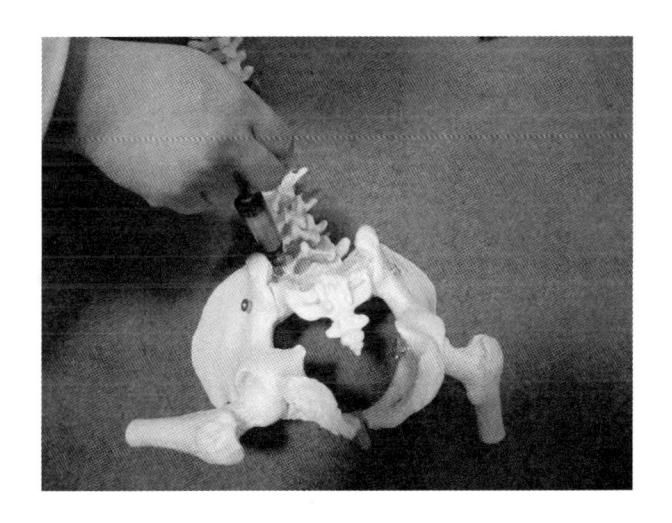

图 8-34 第五腰椎 PRS-M 接触点

手法十七

【半脱位编码】

第五腰椎 PLI-SP

【患者体位】

患者取俯卧位,姿势同上。

【矫正手法】

医生站于治疗床左侧,面对患者,双脚与治疗床垂直，双腿下蹲呈马步。医生站立位置恰好与患者半脱位脊椎（第五腰椎）位置平行。

如果治疗床装有汤普森装置，将汤普森装置升起。

医生先用左手找到接触点，即第五腰椎棘突左侧，然后将右手豌豆骨（接触手）置于接触点上，右掌手指越过脊椎，与脊椎约呈45°。医生右手要自然而稳定地接触患者受术部位，而不应有别扭、不稳定和用不上力的感觉。

医生左手握住右手手腕，左手豌豆骨和小鱼际稳定而牢固地压在右手豌豆骨上。

医生双手肘关节微弯曲，逐渐加力于接触点，感到适当阻力后迅速曲膝下沉，发力矫正，发力方向为向前、向下、向内，并加以顺时针扭力，通过 $L_5 \sim S_1$ 椎体关节平面（椎间盘）。

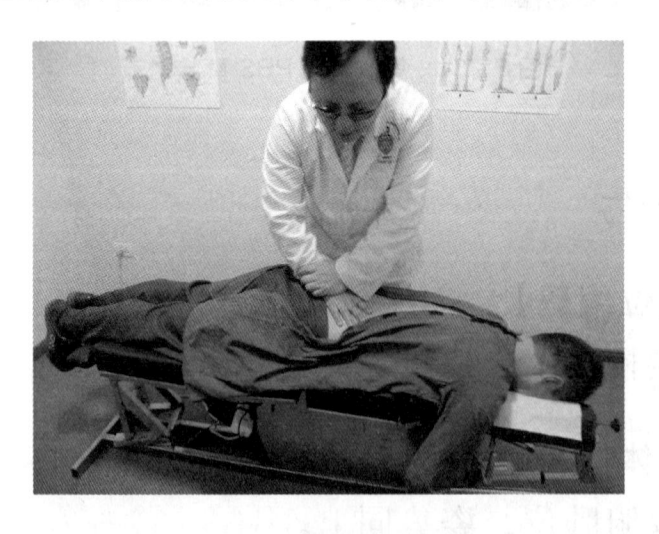

注意控制好用力的方向、力度和深度。

图8-35 矫正第五腰椎 PLI-SP

【发力部位】

医生右手豌豆骨。

【发力方向】

向前、向下、向内（此处为从左到右），并顺时针扭转。

【接触点】

患者第五腰椎棘突左侧。

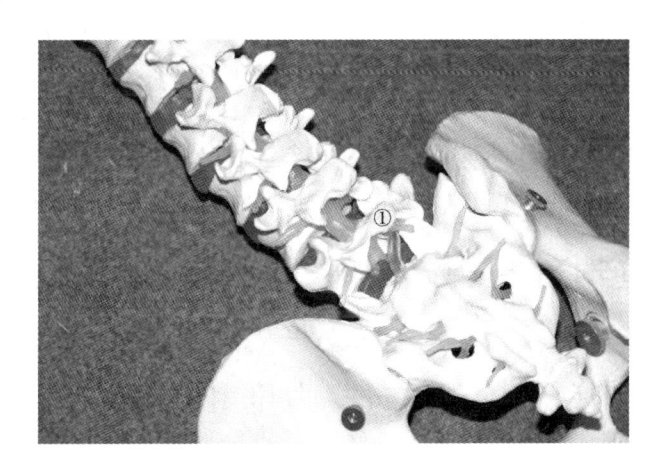

图 8-36　第五腰椎 PLI-SP 接触点①

手法十八

【半脱位编码】

第五腰椎 PRI-M

【患者体位】

患者取俯卧位，姿势同上。

【矫正手法】

医生站于治疗床左侧，面对患者，双脚与治疗床垂

直，双腿下蹲呈马步。医生站立位置恰好与患者半脱位脊椎（第五腰椎）位置平行。

如果治疗床装有汤普森装置，将汤普森装置升起。

医生先用左手找到接触点，即第五腰椎左侧乳状突起，然后将右手豌豆骨（接触手）置于接触点上，右掌手指不要越过脊椎，而应与脊椎平行。医生右手与患者要自然而稳定地接触，而不应有别扭、不稳定和用不上力的感觉。

医生左手握住右手手腕，左手豌豆骨和小鱼际稳定而牢固地压在右手豌豆骨上。

医生双手肘关节微弯曲，逐渐加力于接触点，感到适当阻力后迅速曲膝下沉，发力矫正，发力方向为向前、向下，并加以逆时针扭力，通过 $L_5 \sim S_1$ 椎体关节平面（椎间盘）。

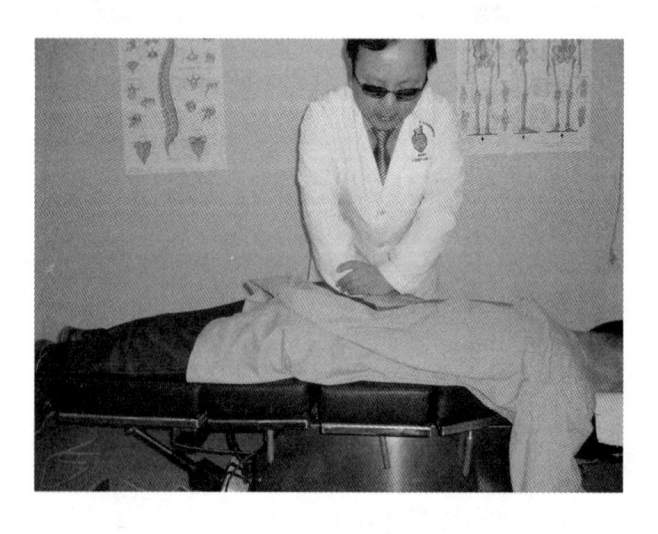

注意控制好用力的方向、力度和深度。

图 8-37 矫正第五腰椎 PRI-M

【发力部位】

医生右手豌豆骨。

【发力方向】

向前、向下，并逆时针扭转。

【接触点】

患者第五腰椎左侧乳状突起。

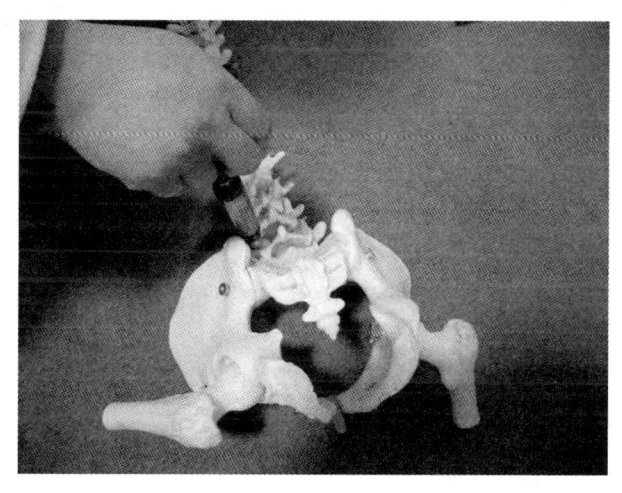

图 8-38　第五腰椎 PRI-M 接触点

手法十九

【半脱位编码】

第五腰椎 PL-SP

【患者体位】

患者取俯卧位，姿势同上。

【矫正手法】

医生站于治疗床左侧，面对患者，双脚与治疗床垂直，双腿下蹲呈马步。医生站立位置恰好与患者半脱位脊椎（第五腰椎）位置平行。

如果治疗床装有汤普森装置，将汤普森装置升起。

医生先用左手找到接触点，即第五腰椎棘突左侧，然后将右手豌豆骨（接触手）置于接触点上，右掌手指越过脊椎，与脊椎约呈45°。医生右手与患者要自然而稳定地接触，而不应有别扭、不稳定和用不上力的感觉。

医生左手握住右手手腕，左手豌豆骨和小鱼际稳定而牢固地压在右手豌豆骨上。

医生双手肘关节微弯曲，逐渐加力于接触点，感到适当阻力后迅速曲膝下沉，发力矫正，发力方向为向前、向下、向内，通过 $L_5 \sim S_1$ 椎体关节平面（椎间盘）。

注意控制好用力的方向、力度和深度。

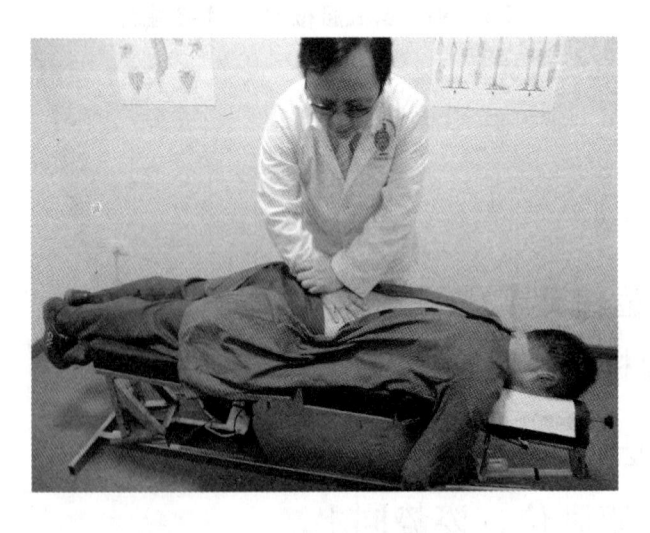

图 8-39 矫正第五腰椎 PL-SP

【发力部位】

医生右手豌豆骨。

【发力方向】

向前、向下、向内（此处为从左到右）。

【接触点】

患者第五腰椎棘突左侧。

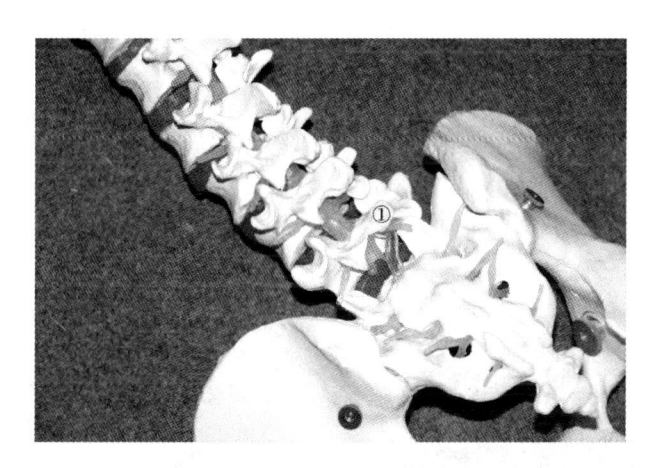

图 8-40 第五腰椎 PL-SP 接触点①

手法二十

【半脱位编码】

第五腰椎 PR – M

【患者体位】

患者取俯卧位，姿势同上。

【矫正手法】

医生站于治疗床左侧，面对患者，双脚与治疗床垂

直，双腿下蹲呈马步。医生站立位置恰好与患者半脱位脊椎（第五腰椎）位置平行。

如果治疗床装有汤普森装置，将汤普森装置升起。

医生先用左手找到接触点，即第五腰椎左侧乳状突起，然后将右手豌豆骨（接触手）置于接触点上，右掌手指不要越过脊椎，而应与脊椎平行。医生右手要自然而稳定地接触患者受术部位，而不应有别扭、不稳定和用不上力的感觉。

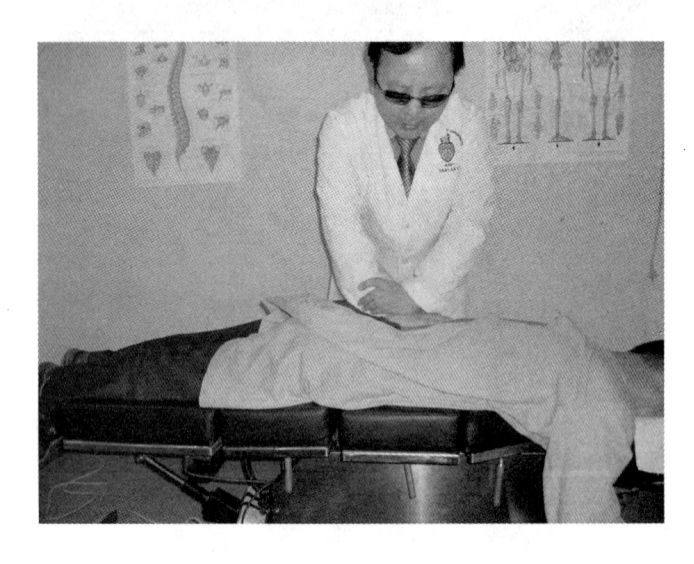

图 8-41　矫正第五腰椎 PR-M

医生左手握住右手手腕，左手豌豆骨和小鱼际稳定而牢固地压在右手豌豆骨上。

医生双手肘关节微弯曲，逐渐加力于接触点，感到适当阻力后迅速曲膝下沉，发力矫正，发力方向为向前、向下，通过 $L_5 \sim S_1$ 椎体关节平面（椎间盘）。

注意控制好用力的方向、力度和深度。

【发力部位】

医生右手豌豆骨。

【发力方向】

向前、向下。

【接触点】

患者第五腰椎左侧乳状突起。

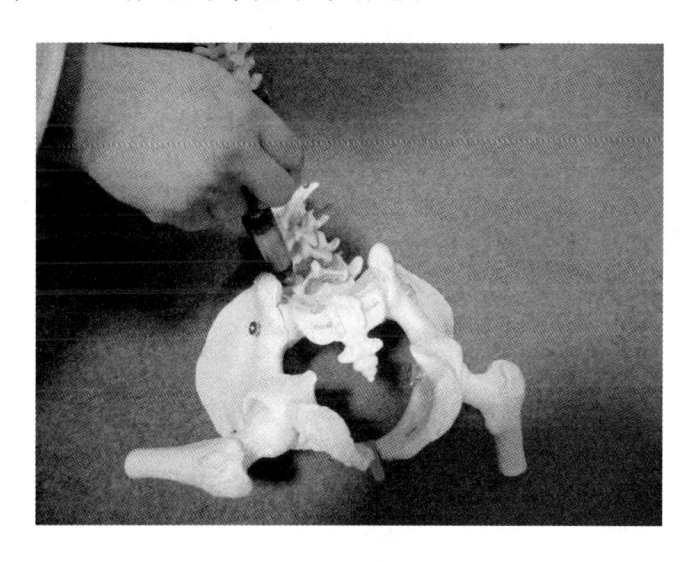

图 8-42 第五腰椎 PR-M 接触点

手法二十一

【半脱位编码】

第四腰椎 PL-SP

【患者体位】

患者取俯卧位，姿势同上。

【矫正手法】

医生站于治疗床左侧，面对患者，双脚与治疗床垂

直,双腿下蹲呈马步。医生站立位置恰好与患者半脱位脊椎(第四腰椎)位置平行。

如果治疗床装有汤普森装置,将汤普森装置升起。

医生先用左手找到接触点,即第四腰椎棘突左侧,然后将右手豌豆骨(接触手)置于接触点上,右掌手指越过脊椎,与脊椎约呈45°。医生右手要自然而稳定地接触患者受术部位,而不应有别扭、不稳定和用不上力的感觉。

医生左手握住右手手腕,左手豌豆骨和小鱼际稳定而牢固地压在右手豌豆骨上。

医生双手肘关节微弯曲,逐渐加力于接触点,感到适当阻力后迅速曲膝下沉,发力矫正,发力方向为向前、向下、向内,通过 $L_4 \sim L_5$ 椎体关节平面(椎间盘)。

注意控制好用力的方向、力度和深度。

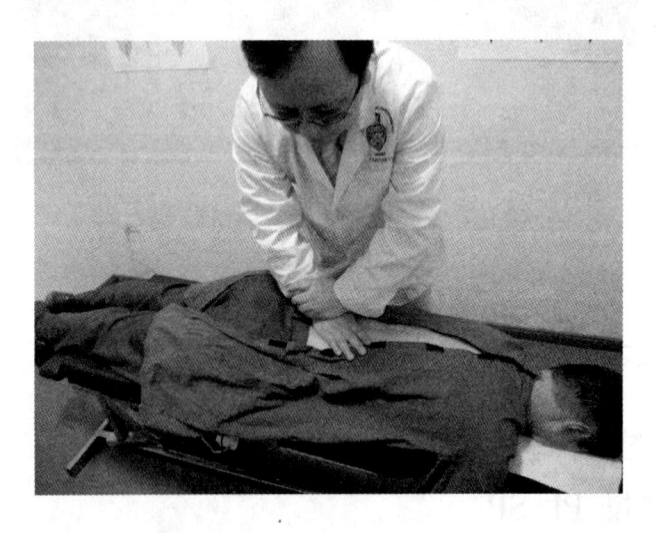

图 8-43 矫正第四腰椎 PL-SP

【发力部位】

医生右手豌豆骨。

【发力方向】

向前、向下、向内（此处为从左到右）。

【接触点】

患者第四腰椎棘突左侧。

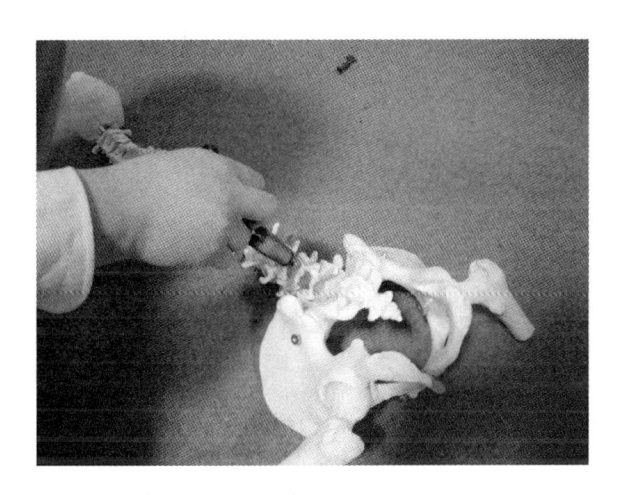

图 8-44　第四腰椎 PL-SP 接触点

手法二十二

【半脱位编码】

第四腰椎 PLS

【患者体位】

患者取俯卧位，姿势同上。

【矫正手法】

医生站于治疗床左侧，面对患者，双脚与治疗床垂直，双腿下蹲呈马步。医生站立位置恰好与患者半脱位脊椎（第四腰椎）位置平行。

如果治疗床装有汤普森装置,将汤普森装置升起。

医生先用左手找到接触点,即第四腰椎棘突左侧,然后将右手豌豆骨(接触手)置于接触点上,右掌手指越过脊椎,与脊椎约呈45°。医生右手要自然而稳定地接触患者受术部位,而不应有别扭、不稳定和用不上力的感觉。

医生左手握住右手手腕,左手豌豆骨和小鱼际稳定而牢固地压在右手豌豆骨上。

医生双手肘关节微弯曲,逐渐加力于接触点,感到适当阻力后迅速曲膝下沉,发力矫正,发力方向为向前、向下、向内,并加以逆时针扭力,通过 $L_4 \sim L_5$ 椎体关节平面(椎间盘)。

注意控制好用力的方向、力度和深度。

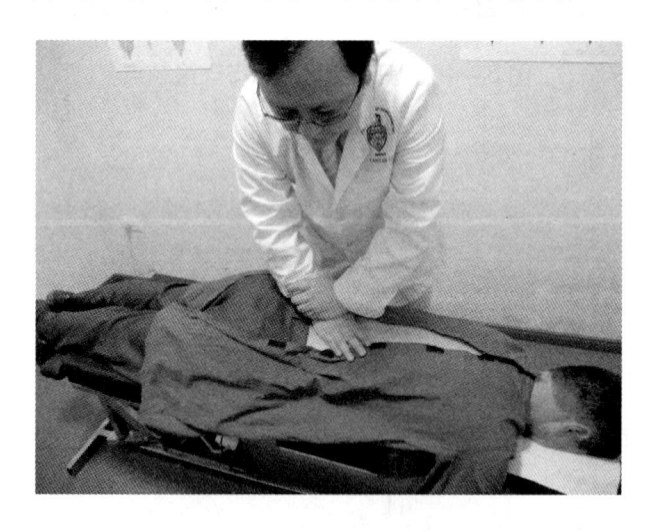

图 8-45　矫正第四腰椎 PLS

【发力部位】

医生右手豌豆骨。

【发力方向】

向前、向下、向内（此处为从左到右），并逆时针扭转。

【接触点】

患者第四腰椎棘突左侧。

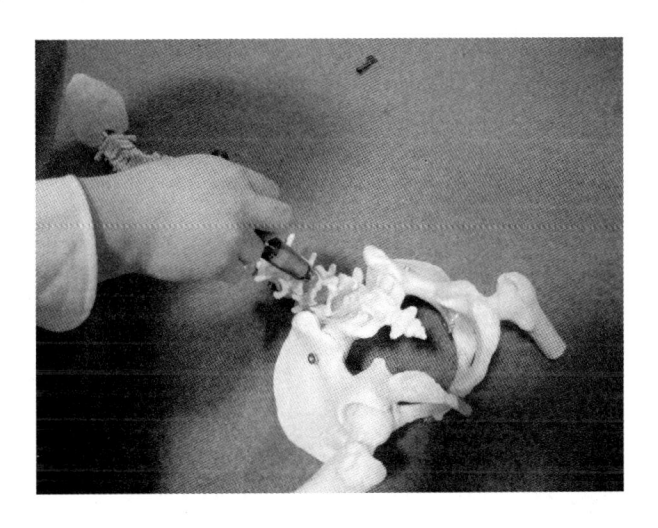

图 8-46　第四腰椎 PLS 接触点

手法二十三

【半脱位编码】

第四腰椎 PRI-M

【患者体位】

患者取俯卧位，姿势同上。

【矫正手法】

医生站于治疗床左侧，面对患者，双脚与治疗床垂直，双腿下蹲呈马步。医生站立位置恰好与患者半脱位脊椎（第四腰椎）位置平行。

如果治疗床装有汤普森装置，将汤普森装置升起。

医生先用左手找到接触点，即第四腰椎左侧乳状突起，然后将右手豌豆骨（接触手）置于接触点上，右掌手指不要越过脊椎，而应与脊椎平行。医生右手要自然而稳定地接触患者受术部位，而不应有别扭、不稳定和用不上力的感觉。

医生左手握住右手手腕，左手豌豆骨和小鱼际稳定而牢固地压在右手豌豆骨上。

医生双手肘关节微弯曲，逐渐加力于接触点，感到适当阻力后迅速曲膝下沉，发力矫正，发力方向为向前、向下，并加以逆时针扭力，通过 $L_4 \sim L_5$ 椎体关节平面（椎间盘）。

注意控制好用力的方向、力度和深度。

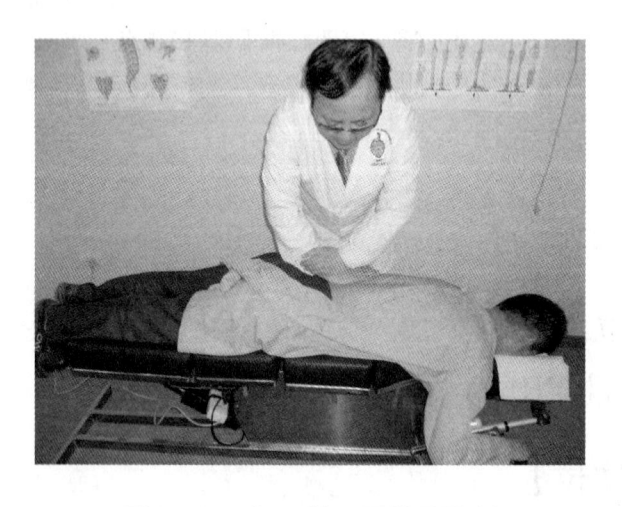

图 8-47　矫正第四腰椎 PRI-M

【发力部位】

医生右手豌豆骨。

【发力方向】

向前、向下，并逆时针扭转。

【接触点】

患者第四腰椎左侧乳状突起。

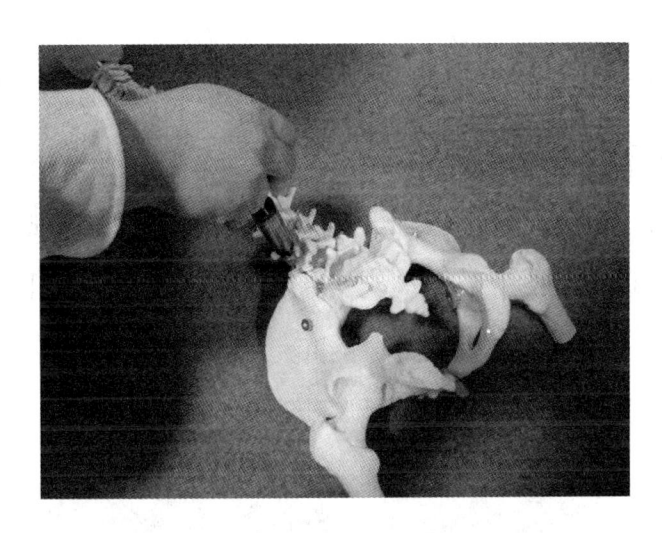

图 8-48　第四腰椎 PRI-M 接触点

手法二十四

【半脱位编码】

第四腰椎 PR-M

【患者体位】

患者取俯卧位，姿势同上。

【矫正手法】

医生站于治疗床左侧，面对患者，双脚与治疗床垂直，双腿下蹲呈马步。医生站立位置恰好与患者半脱位脊椎（第四腰椎）位置平行。

如果治疗床装有汤普森装置,将汤普森装置升起。

医生先用左手找到接触点,即第四腰椎左侧乳状突起,然后将右手豌豆骨(接触手)置于接触点上,右掌手指不要越过脊椎,而应与脊椎平行。医生右手要自然而稳定地接触患者受术部位,而不应有别扭、不稳定和用不上力的感觉。

医生左手握住右手手腕,左手豌豆骨和小鱼际稳定而牢固地压在右手豌豆骨上。

医生双手肘关节微弯曲,逐渐加力于接触点,感到适当阻力后迅速曲膝下沉,发力矫正,发力方向为向前、向下,通过 $L_4 \sim L_5$ 椎体关节平面(椎间盘)。

注意控制好用力的方向、力度和深度。

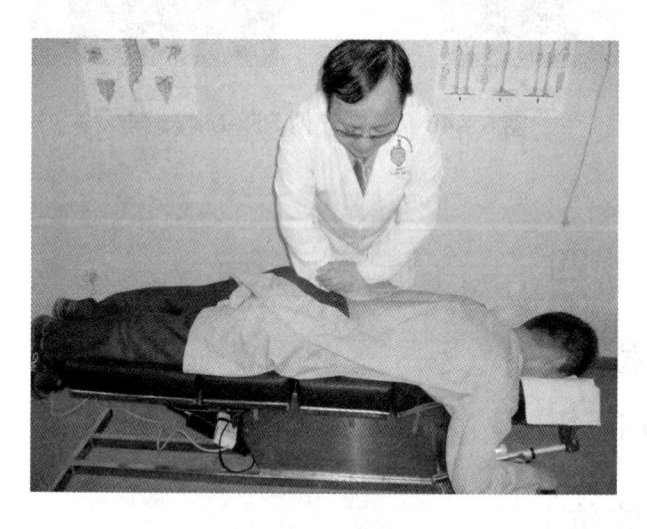

图 8-49 矫正第四腰椎 PR-M

【发力部位】

医生右手豌豆骨。

【发力方向】

向前、向下。

【接触点】

患者第四腰椎左侧乳状突起。

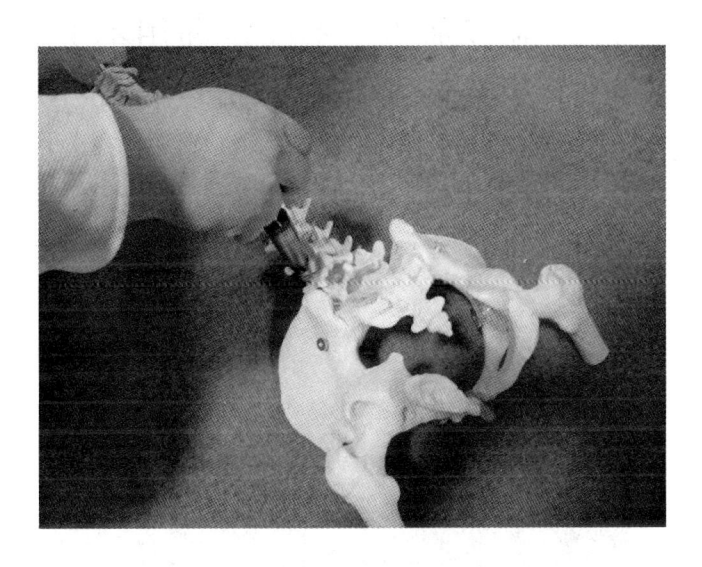

图 8-50　第四腰椎 PR-M 接触点

手法二十五

【半脱位编码】

第二腰椎 PL-SP

【患者体位】

患者取俯卧位,姿势同上。

【矫正手法】

医生站于治疗床左侧,面对患者,双脚与治疗床垂直,双腿下蹲呈马步。医生站立位置恰好与患者半脱位脊椎（第二腰椎）位置平行。

如果治疗床装有汤普森装置，将汤普森装置升起。

医生先用右手找到接触点，即第二腰椎棘突左侧，然后将左手豌豆骨（接触手）置于接触点上，左掌手指越过脊椎，与脊椎约呈45°。医生左手要自然而稳定地接触患者受术部位，而不应有别扭、不稳定和用不上力的感觉。

医生右手握住左手手腕，右手豌豆骨和小鱼际稳定而牢固地压在左手豌豆骨上。

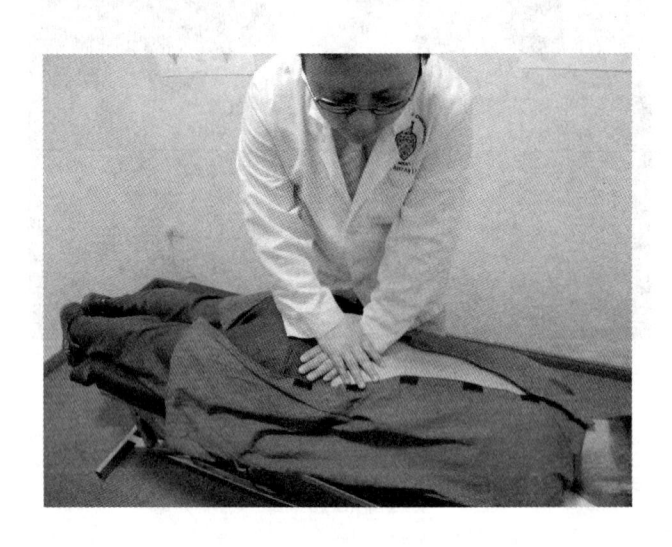

图8-51 矫正第二腰椎 PL-SP

医生双手肘关节微弯曲，逐渐加力于接触点，感到适当阻力后迅速曲膝下沉，发力矫正，发力方向为向前、向上、向内，通过 $L_2 \sim L_3$ 椎体关节平面（椎间盘）。

注意控制好用力的方向、力度和深度。

【发力部位】

医生左手豌豆骨。

【发力方向】

向前、向上、向内（此处为由左向右）。

【接触点】

患者第二腰椎棘突左侧。

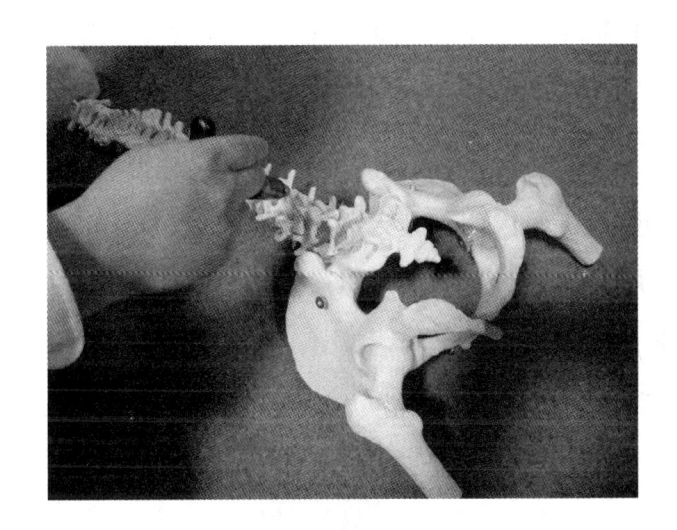

图 8-52 第二腰椎 PL-SP

手法二十六

【半脱位编码】

第二腰椎 PLS

【患者体位】

患者取俯卧位，姿势同上。

【矫正手法】

医生站于治疗床左侧，面对患者，双脚与治疗床垂直，双腿下蹲呈马步。医生站立位置恰好与患者半脱位脊椎（第二腰椎）位置平行。

如果治疗床装有汤普森装置,将汤普森装置升起。

医生先用右手找到接触点,即第二腰椎棘突左侧,然后将左手豌豆骨(接触手)置于接触点上,左掌手指越过脊椎,与脊椎约呈45°。医生左手要自然而稳定地接触患者受术部位,而不应有别扭、不稳定和用不上力的感觉。

医生右手握住左手手腕,右手豌豆骨和小鱼际稳定而牢固地压在左手豌豆骨上。

医生双手肘关节微弯曲,逐渐加力于接触点,感到适当阻力后迅速曲膝下沉,发力矫正,发力方向为向前、向上、向内,并加以逆时针扭力,通过 $L_2 \sim L_3$ 椎体关节平面(椎间盘)。

注意控制好用力的方向、力度和深度。

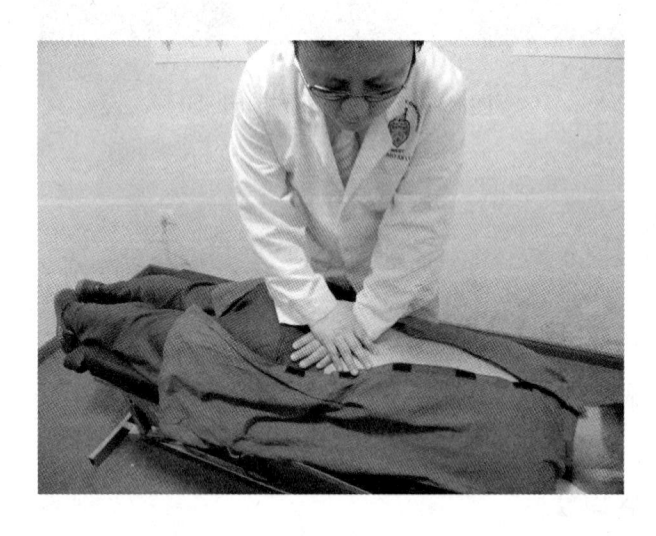

图 8-53 矫正第二腰椎 PLS

【发力部位】

医生左手豌豆骨。

【发力方向】

向前、向上、向内（此处为由左向右），并逆时针扭转。

【接触点】

患者第二腰椎棘突左侧。

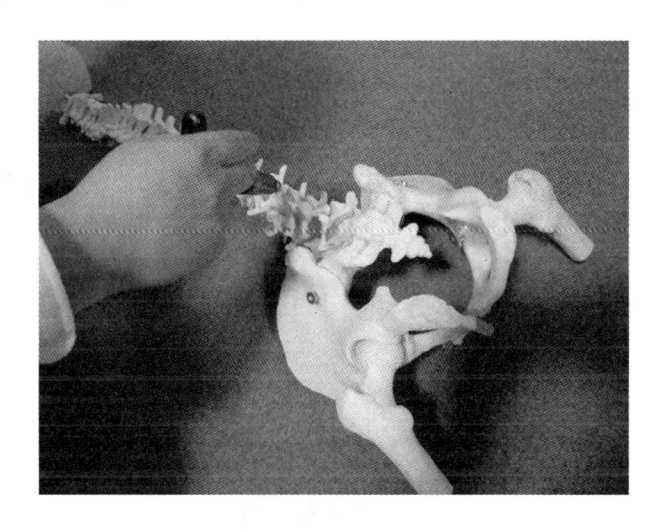

图 8-54 第二腰椎 PLS 接触点

手法二十七

【半脱位编码】

第二腰椎 PRI-M

【患者体位】

患者取俯卧位，姿势同上。

【矫正手法】

医生站于治疗床左侧，面对患者，双脚与治疗床垂直，双腿下蹲呈马步。医生站立位置恰好与患者半脱位脊椎（第二腰椎）位置平行。

如果治疗床装有汤普森装置，将汤普森装置升起。

医生先用右手找到接触点，即第二腰椎左侧乳状突起，然后将左手豌豆骨（接触手）置于接触点上，左掌手指不要越过脊椎，而应与脊椎平行。医生左手要自然而稳定地接触患者受术部位，而不应有别扭、不稳定和用不上力的感觉。

医生右手握住左手手腕，右手豌豆骨和小鱼际稳定而牢固地压在左手豌豆骨上。

医生双手肘关节微弯曲，逐渐加力于接触点，感到适当阻力后迅速曲膝下沉，发力矫正，发力方向为向前、向下，并加以逆时针扭力，通过 $L_2 \sim L_3$ 椎体关节平面（椎间盘）。

注意控制好用力的方向、力度和深度。

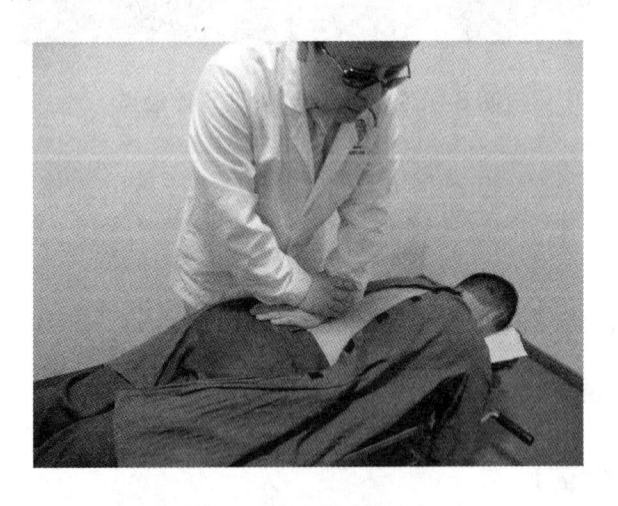

图 8-55　矫正第二腰椎 PRI-M

【发力部位】
医生左手豌豆骨。

【发力方向】

向前、向上，并逆时针扭转。

【接触点】

患者第二腰椎左侧乳状突起。

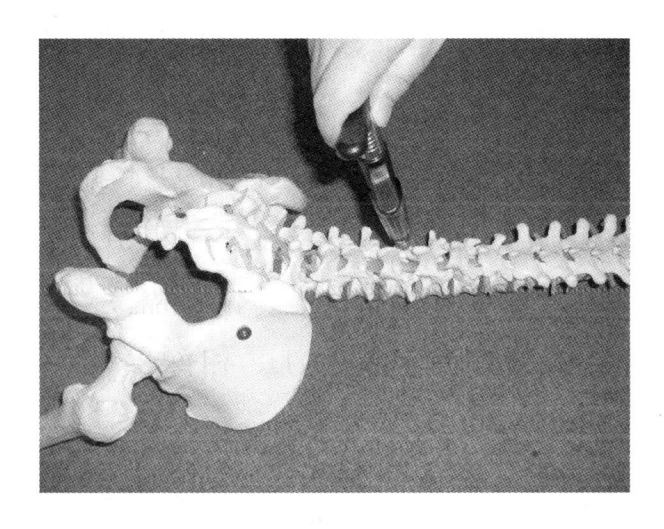

图 8-56　第二腰椎 PRI-M 接触点

手法二十八

【半脱位编码】

第二腰椎 PR-M

【患者体位】

患者取俯卧位，姿势同上。

【矫正手法】

医生站于治疗床左侧，面对患者，双脚与治疗床垂直，双腿下蹲呈马步。医生站立位置恰好与患者半脱位脊椎（第二腰椎）位置平行。

如果治疗床装有汤普森装置，将汤普森装置升起。

医生先用右手找到接触点，即第二腰椎左侧乳状突起，然后将左手豌豆骨（接触手）置于接触点上，左掌手指不要越过脊椎，而应与脊椎平行。医生左手要自然而稳定地接触患者受术部位，而不应有别扭、不稳定和用不上力的感觉。

医生右手握住左手手腕，右手豌豆骨和小鱼际稳定而牢固地压在左手豌豆骨上。

医生双手肘关节微弯曲，逐渐加力于接触点，感到适当阻力后迅速曲膝下沉，发力矫正，发力方向为向前、向上，通过 $L_2 \sim L_3$ 椎体关节平面（椎间盘）。

注意控制好用力的方向、力度和深度。

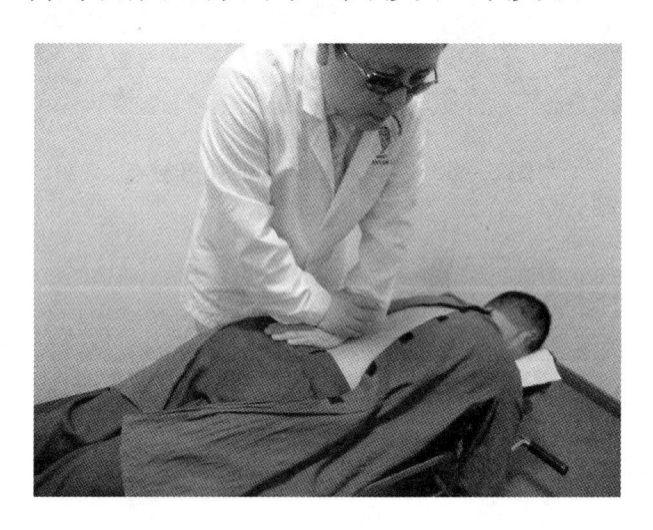

图 8-57 矫正第二腰椎 PR-M 接触点

【发力部位】
医生左手豌豆骨。

【发力方向】
向前、向上。

【接触点】

患者第二腰椎左侧乳状突起。

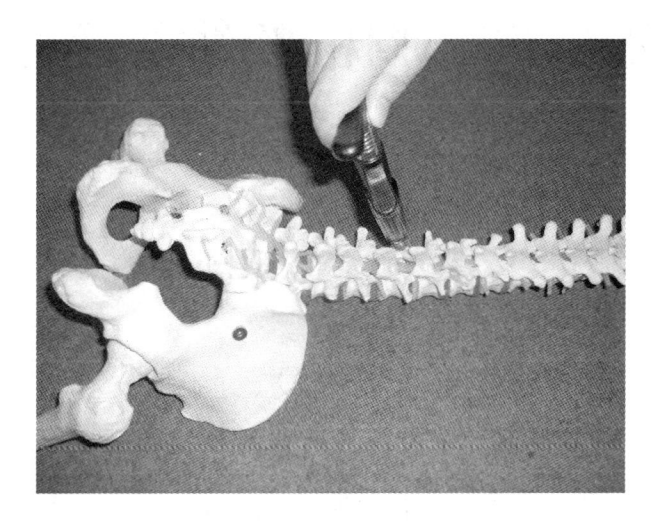

图 8-58　第二腰椎 PR-M 接触点

第九章　胸椎的矫正手法

第一节　概述

脊柱各段（骶髂部、腰椎段、胸椎段和颈椎段）的矫正手法在原则上是相同的，只因各段解剖学上的差异造成了矫正手法上的差异。由于胸骨、肋骨与胸椎共同形成了胸腔，因此胸椎的矫正手法有其独特之处。

由于肋骨、胸骨与胸椎的连接关系，故在胸椎矫正时没有锁定或固定的要求。

胸椎数量在脊柱中是最多的，共有12节，从其间进出的神经也最多，并有大量神经与内脏相关。另外，胸椎所含椎骨较多，因此也是脊柱侧弯的最常发部位。

在矫正胸椎时，医生要注意发力方向应随着脊椎曲度的改变而变化。所有脊椎矫正的发力方向都是沿着其所在椎体关节的平面。胸椎共有12节，其上位胸椎和下位胸椎的椎体关节的平面角度是大不相同的，因此医生矫正时，要时刻牢记调整发力方向。

胸椎矫正的发力速度、力度等方面要求与其他各段椎骨一样，只是胸椎矫正时要注意与患者呼吸的配合，这是医生应特别注意的。在胸椎矫正时，医生要用语言引导患者配合呼吸，在患者吐气结束的瞬间发力矫正。这样做的原因是为了避免胸腔内压突然增高可能损伤内脏或是给患者带来不适感。

胸椎矫正的接触点是棘突和横突。医生发力部位的选择比矫正其他脊椎相对多一些，医生可以使用常规的豌豆骨，也可以选择小鱼际、大鱼际、拇指远端指腹等。

与矫正其他脊椎一样，矫正瞬间发力后，医生不要立刻松劲，这一点对于胸椎矫正尤为重要。矫正瞬间发力后，医生应适当地延缓松劲的时间，否则患者可能会出现不适感。

胸椎矫正时，患者通常取俯卧位，但特殊情况下也可取仰卧位，甚至站立位的矫正手法。本章仅介绍俯卧位的矫正手法。

需要注意的是：在任何时候，对人体的任何部位做矫正治疗时，都不要忘记本书第四章和第七章中提到的注意事项。

第二节　矫正手法

医生应提前调整好治疗床头枕部的高度，将头枕部下降至略低于治疗床床面的高度。这种高度使患者颈椎部得以放松，并能保持患者整个脊椎水平及头颈部不背屈。

如使用有汤普森装置的治疗床，将汤普森装置升起，使患者半脱位脊椎恰好位于相应汤普森装置之上。

手法一

【半脱位编码】
第九胸椎 PL-SP

【患者体位】

患者取俯卧位，全身自然放松，整个身体位于治疗床的正中线上，不必脱鞋，双脚置于治疗床（足侧）外。

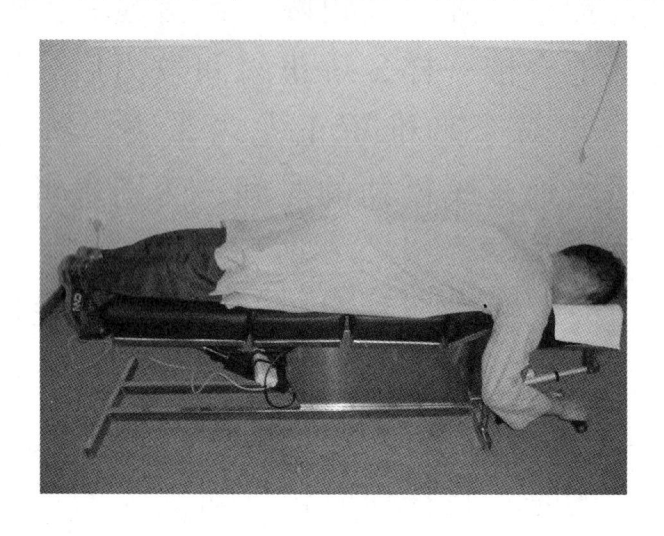

图9-1　患者俯卧位

【矫正手法】

医生站于治疗床左侧，面对患者，双脚与治疗床垂直，双腿下蹲呈马步。医生站立位置恰好与患者半脱位脊椎（第九胸椎）位置平行。

如果治疗床装有汤普森装置，将汤普森装置升起。

医生先用右手找到接触点，即第九胸椎棘突左侧，然后左手拇指指腹置于接触点上，右手拇指指腹压在左手拇指指甲上。医生双手与患者要自然而稳定地接触，而不应有别扭、不稳定和用不上力的感觉。

医生用语言引导患者配合呼吸，并逐渐加力于接触点，感到适当阻力后，在患者将要结束吐气的瞬间，医生迅速曲膝下沉，发力矫正，发力方向为向前、向上、向内，通过 $T_9 \sim T_{10}$ 椎体关节平面（椎间盘）。

注意控制好用力的方向、力度和深度。

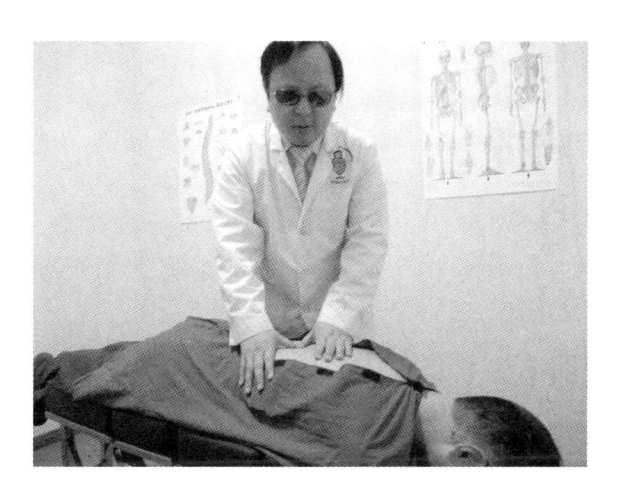

图 9-2　矫正第九胸椎 PL-SP

【发力部位】

医生双手拇指指腹。

【发力方向】

向前、向上、向内（此处为由左向右）。

【接触点】

患者第九胸椎棘突左侧。

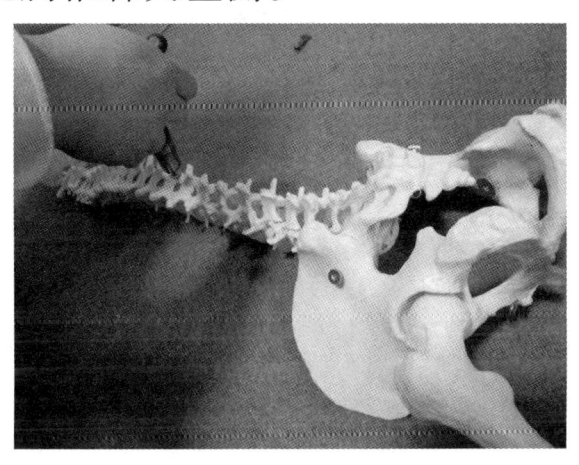

图 9-3　第九胸椎 PL-SP 接触点

手法二

【半脱位编码】

第九胸椎 PLS

【患者体位】

患者取俯卧位，姿势同上。

【矫正手法】

医生站于治疗床左侧，面对患者，双脚与治疗床垂直，双腿下蹲呈马步。医生站立位置恰好与患者半脱位脊椎（第九胸椎）位置平行。

如果治疗床装有汤普森装置，将汤普森装置升起。

医生先用右手找到接触点，即第九胸椎棘突左侧，然后将左手豌豆骨（接触手）置于接触点上，左掌手指越过脊椎，与脊椎约呈 45°。医生左手与患者要自然而稳定地接触，而不应有别扭、不稳定和用不上力的感觉。

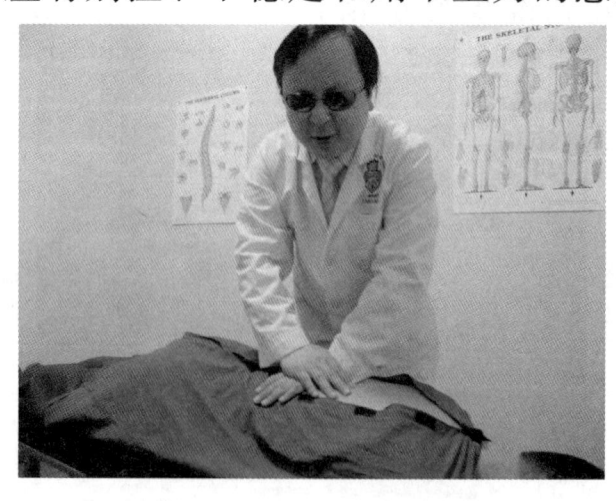

图 9-4 矫正第九胸椎 PLS

医生右手握住左手手腕，右手豌豆骨和小鱼际稳定而牢固地压在左手豌豆骨上。双手肘关节微弯曲。

医生用语言引导患者配合呼吸，并逐渐加力于接触点，感到适当阻力后，在患者将要结束吐气的瞬间，迅速曲膝下沉，发力矫正。发力方向为向前、向上、向内，并加以逆时针扭力，通过 T_9 ~ T_{10} 椎体关节平面（椎间盘）。

注意控制好用力的方向、力度和深度。

【发力部位】

医生左手豌豆骨。

【发力方向】

向前、向上、向内（此处为由左向右），并逆时针扭转。

【接触点】

患者第九胸椎棘突左侧。

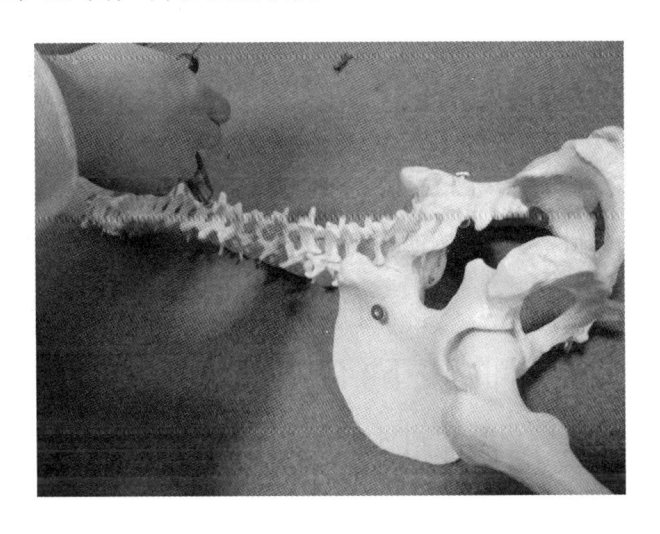

图 9-5　第九胸椎 PLS 接触点

手法三

【半脱位编码】
第九胸椎 PRI-T

【患者体位】
患者取俯卧位,姿势同上。

【矫正手法】
医生站于治疗床左侧,面对患者,双脚与治疗床垂直,双腿下蹲呈马步。医生站立位置恰好与患者半脱位脊椎(第九胸椎)位置平行。

如果治疗床装有汤普森装置,将汤普森装置升起。

医生先用左手找到接触点,即第九胸椎左侧横突,然后将右手小鱼际置于接触点上,右手手掌不要越过脊椎,而应与脊椎平行。医生左手掌根按压在对侧(右侧)第九胸椎横突上,起稳定作用。医生双手要自然而稳定地接触患者受术部位,而不应有别扭、不稳定和用不上力的感觉。

医生双手肘关节微弯曲,用语言引导患者配合呼吸,并逐渐加力于接触点,感到适当阻力后,在患者将要结束吐气的瞬间,迅速曲膝下沉,发力矫正。发力方向为向前、向上,并加以逆时针扭力,通过 $T_9 \sim T_{10}$ 椎体关节平面(椎间盘)。

注意控制好用力的方向、力度和深度。

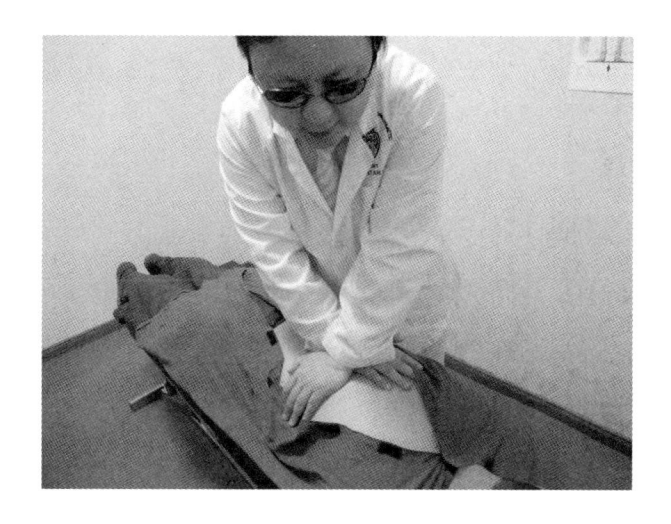

图 9-6　矫正第九胸椎 PRI-T

【发力部位】

医生右手小鱼际。

【发力方向】

向前、向上，并逆时针扭转。

【接触点】

患者第九胸椎左侧横突。

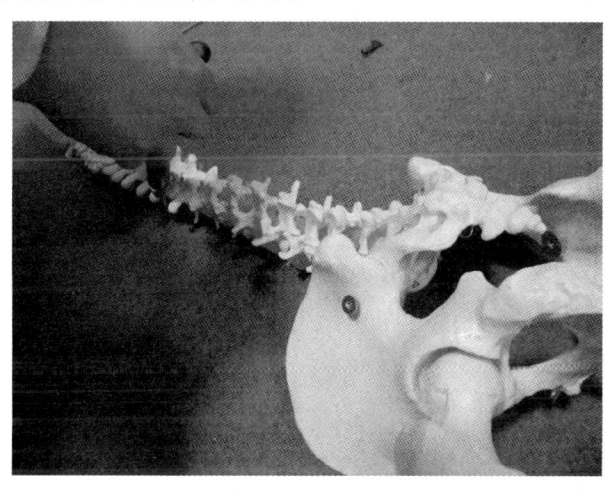

图 9-7　第九胸椎 PRI-T 接触点

手法四

【半脱位编码】

第九胸椎 PR – T

【患者体位】

患者取俯卧位,姿势同上。

【矫正手法】

医生站于治疗床左侧,站在(朝足侧)略低于患者半脱位(第九胸椎)的位置;医生面向患者,身体略向治疗床头侧前倾,双腿取左弓步(左腿向头侧弓步)。

如果治疗床装有汤普森装置,将汤普森装置升起。

医生先找到接触点,即第九胸椎左侧横突,然后将双手小鱼际分别稳定地按压在患者第九胸椎两侧的横突上(左手小鱼际按压左侧横突,右手小鱼际按压右侧横突),注意不要接触到棘突。为了提高稳定性,双手合掌。

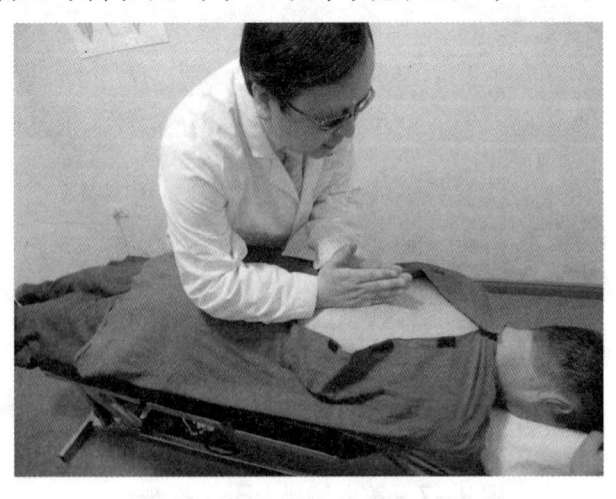

图 9–8 矫正第九胸椎 PR-T

医生双手肘关节微弯曲，用语言引导患者配合呼吸，并逐渐加力于接触点，感到适当阻力后，在患者将要结束吐气的瞬间，迅速曲膝下沉，发力矫正。发力方向为向前、向上，通过 $T_9 \sim T_{10}$ 椎体关节平面（椎间盘）。

注意控制好用力的方向、力度和深度。

【发力部位】

医生双手小鱼际。

【发力方向】

向前、向上。

【接触点】

患者第九胸椎左侧横突。

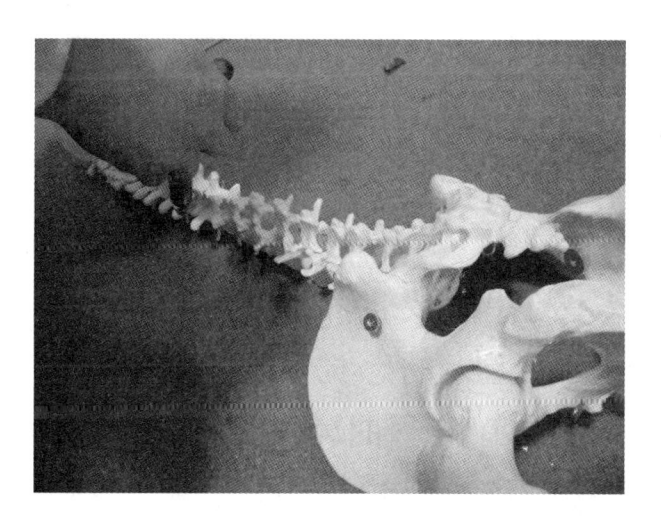

图 9-9 第九胸椎 PR-T 接触点

手法五

【半脱位编码】
第九胸椎 PR-T

【患者体位】
患者取俯卧位，姿势同上。

【矫正手法】
医生站于治疗床左侧，站在（朝足侧）略低于患者半脱位（第九胸椎）的位置；医生面向患者，身体略向治疗床头侧前倾，双腿取左弓步（左腿向头侧弓步）。

如果治疗床装有汤普森装置，将汤普森装置升起。

医生先找到接触点，即第九胸椎左侧横突，然后将双手大鱼际分别稳定地按压在患者第九胸椎两侧的横突上（左手大鱼际按压左侧横突，右手大鱼际按压右侧横突），注意不要接触到棘突。手掌手指不要越过脊椎，而与脊椎平行。医生双手与患者要自然而稳定地接触，而不应有别扭、不稳定和用不上力的感觉。

医生双手肘关节微弯曲，用语言引导患者配合呼吸，并逐渐加力于接触点，感到适当阻力后，在患者将要结束吐气的瞬间，迅速曲膝下沉，发力矫正。发力方向为向前、向上，通过 $T_9 \sim T_{10}$ 椎体关节平面（椎间盘）。

注意控制好用力的方向、力度和深度。

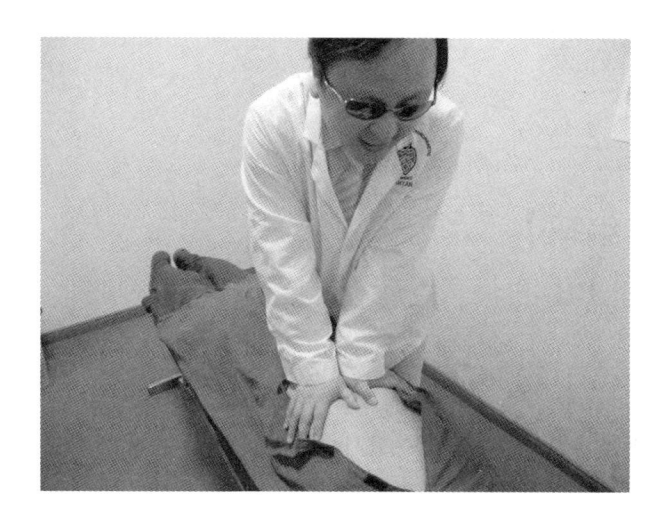

图 9-10 矫正第九胸椎 PR-T

【发力部位】

医生双手大鱼际。

【发力方向】

向前、向上。

【接触点】

患者第九胸椎左侧横突。

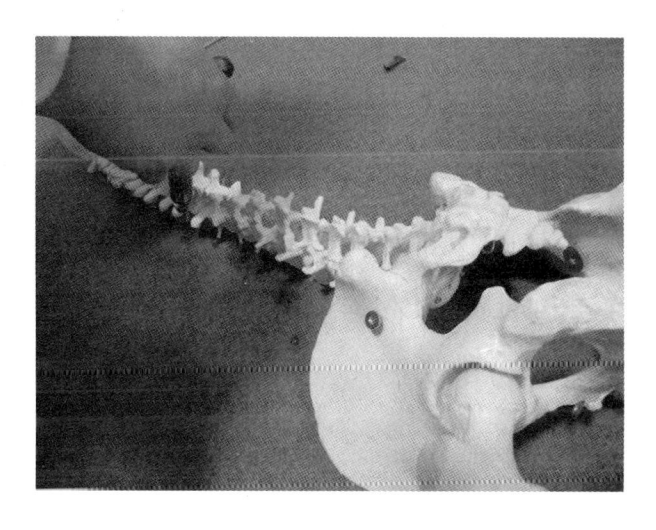

图 9-11 第九胸椎 PR-T 接触点

手法六

【半脱位编码】
第九胸椎 PR-T

【患者体位】
患者取俯卧位,姿势同上。

【矫正手法】
医生站于治疗床左侧,站在(朝足侧)略低于患者半脱位(第九胸椎)的位置;医生面向患者,身体略向治疗床头侧前倾,双腿取左弓步(左腿向头侧弓步)。

如果治疗床装有汤普森装置,将汤普森装置升起。

医生先找到接触点,即第九胸椎左侧横突,然后将双手拇指指腹分别稳定地按压在患者第九胸椎两侧的横突上(左手拇指按压左侧横突,右手拇指按压右侧横突)。医生双手要自然而稳定地接触患者,而不应有别扭、不稳定和用不上力的感觉。

医生双手肘关节微弯曲,用语言引导患者配合呼吸,并逐渐加力于接触点,感到适当阻力后,在患者将要结束吐气的瞬间,医生迅速曲膝下沉,发力矫正,发力方向为向前、向上,通过 $T_9 \sim T_{10}$ 椎体关节平面(椎间盘)。

注意控制好用力的方向、力度和深度。

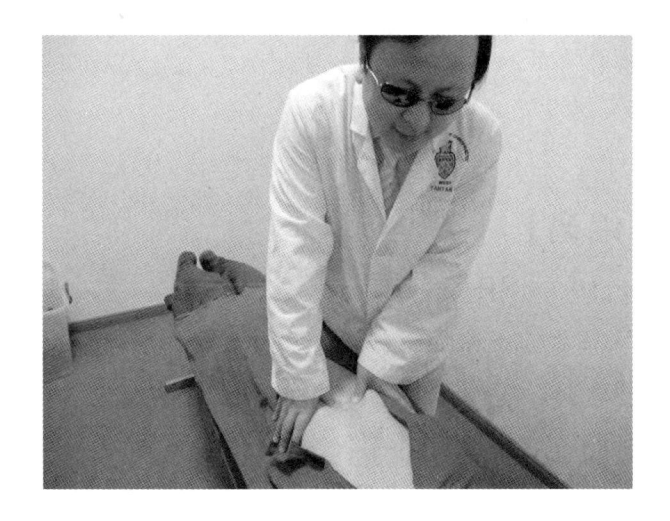

图 9-12 矫正第九胸椎 PR-T

【发力部位】

医生双手拇指指腹。

【发力方向】

向前、向上。

【接触点】

患者第九胸椎左侧横突。

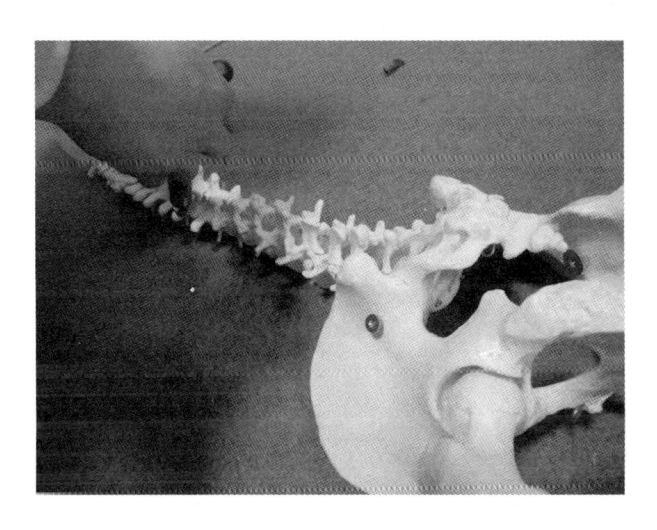

图 9-13 第九胸椎 PR-T 接触点

手法七

【半脱位编码】
第三胸椎 PL – SP

【患者体位】
患者取俯卧位,姿势同上。

【矫正手法】
医生站于治疗床左侧,站在(朝头侧)略高于患者半脱位(第三胸椎)的位置;医生面向患者,身体略向治疗床足侧前倾,双腿取左弓步(左腿向头侧弓步)。

如果治疗床装有汤普森装置,将汤普森装置升起。

医生先用左手找到接触点,即第三胸椎棘突左侧,然后右手拇指指腹置于接触点上,左手拇指指腹压在右手拇指指甲上。医生双手要自然而稳定地接触患者,而不应有别扭、不稳定和用不上力的感觉。

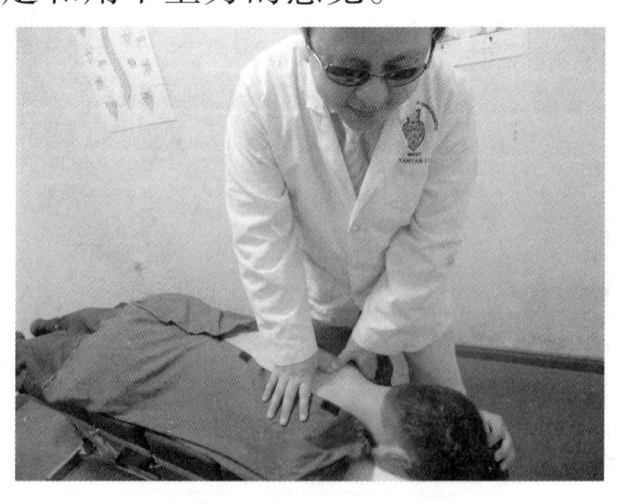

图 9-14　矫正第三胸椎 PL-SP

医生双手肘关节微弯曲，用语言引导患者配合呼吸，并逐渐加力于接触点，感到适当阻力后，在患者将要结束吐气的瞬间，医生迅速曲膝下沉，发力矫正。发力方向为向前、向下、向内，通过 T_3 ~ T_4 椎体关节平面（椎间盘）。

注意控制好用力的方向、力度和深度。

【发力部位】

医生双手拇指指腹。

【发力方向】

向前、向下、向内（此处为由左向右）。

【接触点】

患者第三胸椎棘突左侧。

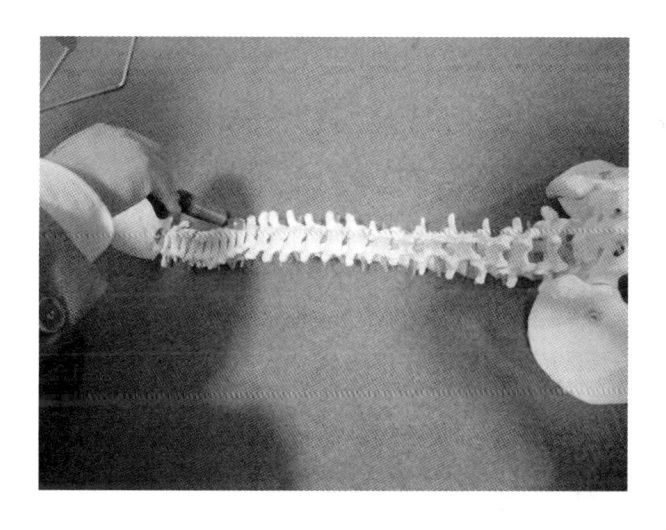

图 9-15　第三胸椎 PL-SP 接触点

手法八

【半脱位编码】

第三胸椎 PLS

【患者体位】

患者取俯卧位,姿势同上。

【矫正手法】

医生站于治疗床左侧,站在(朝头侧)略高于患者半脱位(第三胸椎)的位置;医生面向患者,上身略偏向治疗床足侧,双腿取右弓步(右腿向头侧弓步)。

如果治疗床装有汤普森装置,将汤普森装置升起。

医生先用左手找到接触点,即第三胸椎棘突左侧,然后将右手豌豆骨(接触手)置于接触点上,右掌手指越过脊椎,与脊椎约呈 45°。医生右手要自然而稳定地接触患者,而不应有别扭、不稳定和用不上力的感觉。

医生左手握住右手手腕,左手豌豆骨和小鱼际稳定而牢固地压在右手豌豆骨上。

医生双手肘关节微弯曲,用语言引导患者配合呼吸,并逐渐加力于接触点,感到适当阻力后,在患者将要结束吐气的瞬间,医生迅速曲膝下沉,发力矫正。发力方向为向前、向下、向内,并加以逆时针扭力,通过 $T_3 \sim T_4$ 椎体关节平面(椎间盘)。

注意控制好用力的方向、力度和深度。

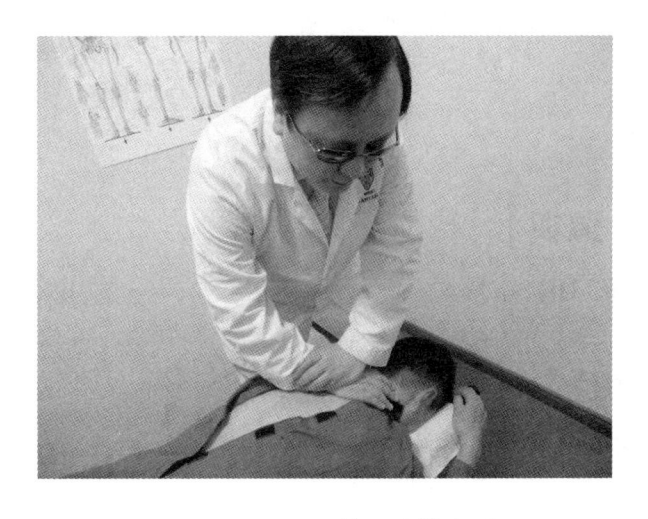

图9-16 矫正第三胸椎PLS

【发力部位】

医生右手豌豆骨。

【发力方向】

向前、向下、向内（此处为由左向右），并逆时针扭转。

【接触点】

患者第三胸椎棘突左侧。

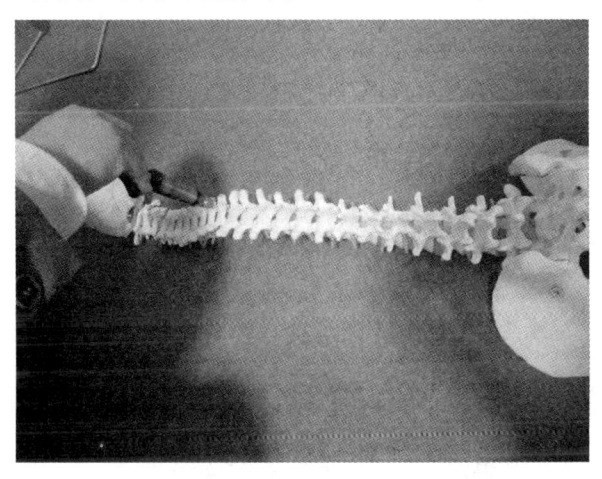

图9-17 第三胸椎PLS接触点

手法九

【半脱位编码】

第三胸椎 PR – T

【患者体位】

患者取俯卧位,姿势同上。

【矫正手法】

医生站于治疗床左侧,站在(朝头侧)略高于患者半脱位(第三胸椎)的位置;医生面向患者,上身略偏向治疗床足侧,双腿取右弓步(右腿向头侧弓步)。

如果治疗床装有汤普森装置,将汤普森装置升起。

医生先找到接触点,即第三胸椎左侧横突,然后将双手小鱼际分别稳定地按压在患者第三胸椎左侧横突上(左手小鱼际按压左侧横突,右手小鱼际按压右侧横突),注意不要接触到棘突。为了提高稳定性,双手合掌。

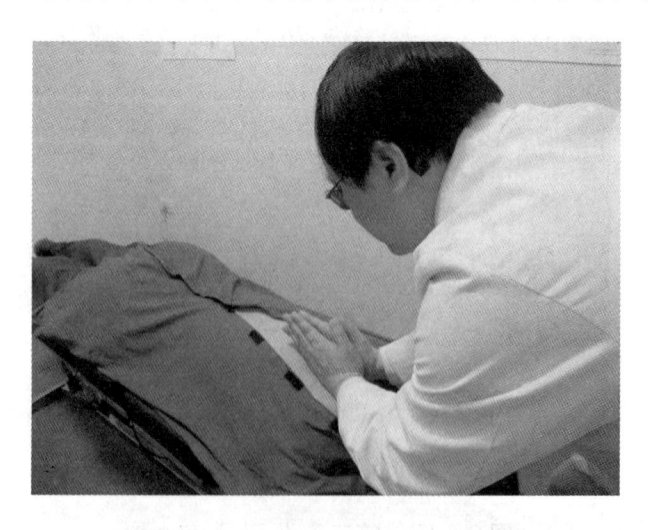

图 9-18 矫正第三胸椎 PLS 接触点

医生双手肘关节微弯曲，用语言引导患者配合呼吸，并逐渐加力于接触点，感到适当阻力后，在患者将要结束吐气的瞬间，迅速曲膝下沉，发力矫正。发力方向为向前、向下，通过 T_3 ~ T_4 椎体关节平面（椎间盘）。

注意控制好用力的方向、力度和深度。

【发力部位】

医生双手小鱼际。

【发力方向】

向前、向下。

【接触点】

患者第三胸椎左侧横突。

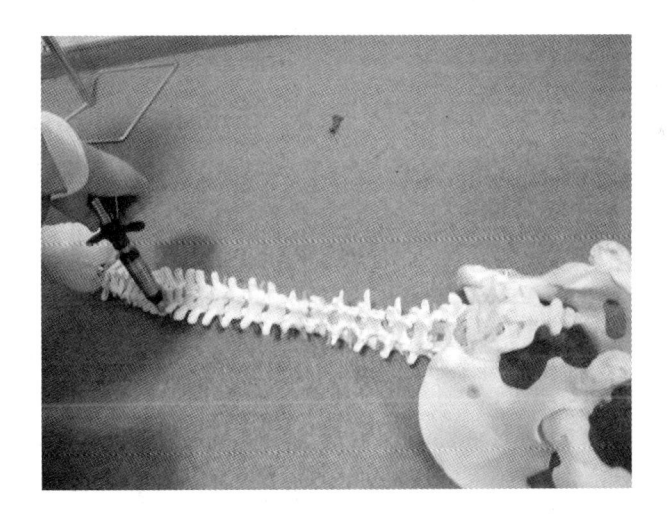

图 9-19　第三胸椎 PLS 接触点

手法十

【半脱位编码】
第三胸椎 PR – T

【患者体位】
患者取俯卧位,姿势同上。

【矫正手法】
医生站于治疗床左侧,站在(朝头侧)略高于患者半脱位(第三胸椎)的位置;医生面向患者,上身略偏向治疗床足侧,双腿取右弓步(右腿向头侧弓步)。

如果治疗床装有汤普森装置,将汤普森装置升起。

医生先找到接触点,即第三胸椎左侧横突,然后将双手拇指指腹分别稳定地按压在患者第三胸椎两侧的横突上(左手拇指按压左侧横突,右手拇指按压右侧横突)。医生双手要自然而稳定地接触患者,而不应有别扭、不稳定和用不上力的感觉。

医生双手肘关节微弯曲,用语言引导患者配合呼吸,并逐渐加力于接触点,感到适当阻力后,在患者将要结束吐气的瞬间,医生迅速曲膝下沉,发力矫正,发力方向为向前、向下,通过 $T_3 \sim T_4$ 椎体关节平面(椎间盘)。

注意控制好用力的方向、力度和深度。

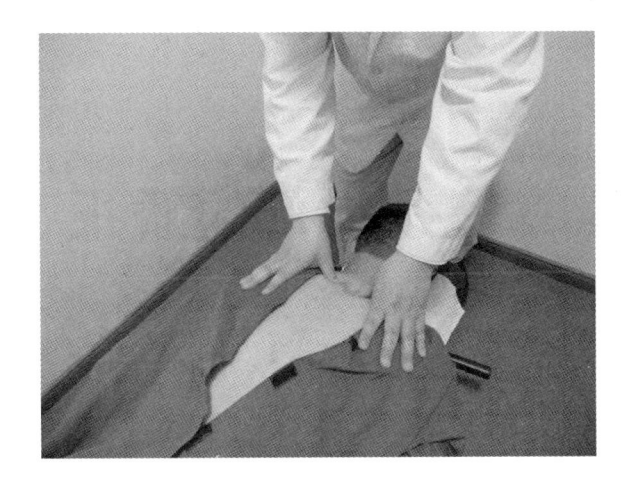

图 9-20　矫正第三胸椎 PR-T

【发力部位】

医生双手拇指指腹。

【发力方向】

向前、向下。

【接触点】

患者第三胸椎左侧横突。

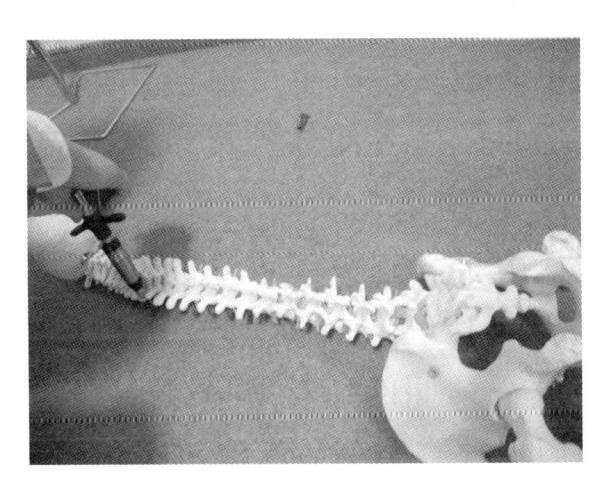

图 9-21　第三胸椎 PR-T 接触点

第十章 颈枕部的矫正手法

第一节 概述

颈枕部的矫正历来受到美式整脊医学界的高度重视，并发展出针对颈枕部矫正治疗的手法体系（如本书第六章提到的上位颈椎矫正体系）。

颈枕部通常分为特殊的上位颈椎部 $C_0 \sim C_2$ 和普通的 $C_2 \sim C_7$ 两部分。颈枕部矫正的接触点较多，其中椎弓板作为接触点是颈椎部所特有的。此外，医生可以选择的发力部位也很多，如中指远端指腹、食指远端桡侧指腹和第二掌指关节桡侧都是颈椎矫正所特有的发力部位。因此，颈枕部的矫正手法很多，医生可根据具体情况认真选择。

矫正颈枕部时，患者的体位可以取坐位、俯卧位、仰卧位和侧卧位，其中以俯卧位、仰卧位最佳。因为俯卧位、仰卧位时，由于没有头部重量的影响，便于患者放松矫正部位。通常俯卧位是医生首选的患者体位，在此体位，患者容易放松，同时医生操作方便，发力也更容易，医生还可以利用汤普森装置加大矫正力度。但是，俯卧位不适合颈椎短小或者颈部肥胖的患者，因为这种体位让医生不容易分离各段颈椎。仰卧位也是很好的选择，特别是那些对面部压力较敏感的患者可以选择仰卧位。但对仰卧位患者进行矫正治疗时，由于医生施术位置相对较低，故医生应注意保护好自己。

要记住：所有美式整脊医生要矫正的是骨骼的半脱位，而不是肌肉！矫正颈枕部的关键之一是锁定。但锁定并不意味着患者的头部一定要侧偏，也不意味着患者的头部非要被抬起或者下降，通常水平位置上也可以很好地锁定颈椎，而不会给患者带来任何的紧张感，同时符合矫正的力学要求。

在稳定手操作要点方面，一些医生常出现的错误是稳定手接触并牵拉下颌骨。在矫正颈枕部时，下颌骨与这些部位没有关系，稳定手应该接触的是颅骨而不应是下颌骨，而且牵拉下颌骨可能会造成下颌骨不必要的损伤。

对于头痛、头晕和颈枕部不适等病症，矫正常常有立竿见影的良好疗效，但要切记本书第四章中的注意事项，切不可盲目使用手法，更不可使用蛮力和暴力，因为对颈枕部的错误矫正可能会造成致命的后果！

此外，医生要注意发力方向应随着脊柱的曲度改变而改变。所有脊椎矫正的发力方向都要沿着其所在椎体关节的平面。颈椎的曲度变化明显，因此医生要注意随着颈椎部位的变化，随时调整发力方向。

用于颈枕部的矫正手法有很多，在本章中，我们仅介绍最基本也是最常用的俯卧位、仰卧位的矫正手法，以及侧卧位对第一颈椎（寰椎）和坐位对枕骨的矫正手法。

还需要注意的是：在任何时候，对人体的任何部位做矫正治疗时，都不要忘记本书第四章和第七章中提到的注意事项。

第二节 俯卧位矫正手法

医生应提前调整好治疗床头枕部的高度,将头枕部下降至略低于治疗床床面的高度。这种高度使患者颈椎部得以放松,并能保持患者整个脊椎水平及头颈部不背屈。患者颈椎部要正好处于治疗床头枕部与胸椎板部块之间。

手法一

【半脱位编码】

第六颈椎 PL – Sp

【患者体位】

患者取俯卧位,全身自然放松,整个身体位于治疗床的正中线上,不必脱鞋,双脚置于治疗床(足侧)外。

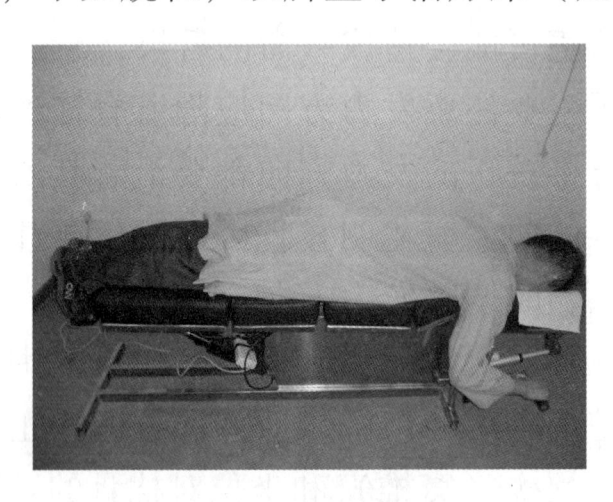

图 10 – 1 患者俯卧位

【矫正手法】

医生站于治疗床左侧，面对患者，双脚与治疗床垂直，双腿下蹲呈马步。医生站立位置恰好正对着患者颈椎部。根据第六颈椎的生理弯曲，医生略向治疗床头侧移动并站立。

如果治疗床装有汤普森装置，将汤普森装置升起。

医生先用左手找到接触点，即第六颈椎棘突左侧，然后右手拇指指腹置于接触点上，左手拇指指腹压在右手拇指指甲上。医生双手要自然而稳定地接触患者，而不应有别扭、不稳定和用不上力的感觉。

医生双手肘关节微弯曲，逐渐加力于接触点，感到适当阻力后，迅速曲膝下沉，发力矫正。发力方向为向前、向下、向内，通过 $C_6 \sim C_7$ 椎体关节平面（椎间盘）。

矫正时，不需要患者配合呼吸。注意控制好用力的方向、力度和深度。

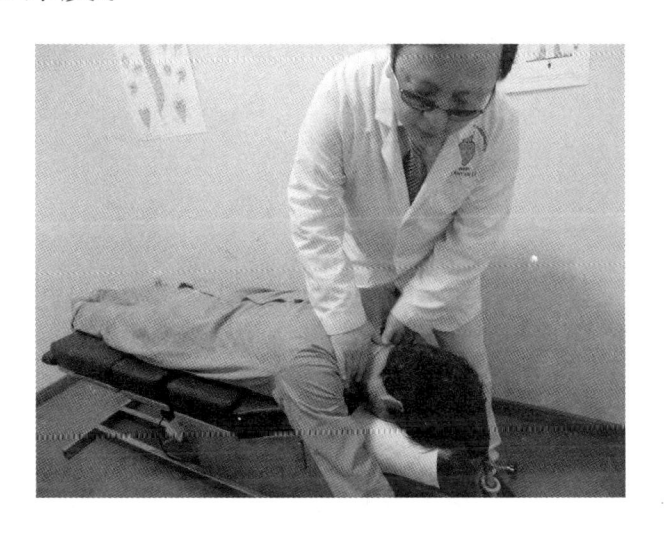

图 10-2 矫正第六颈椎 PL-Sp

【发力部位】

医生双手拇指指腹。

【发力方向】

向前、向内（此处为由左向右）、向下。

【接触点】

患者第六颈椎棘突左侧。

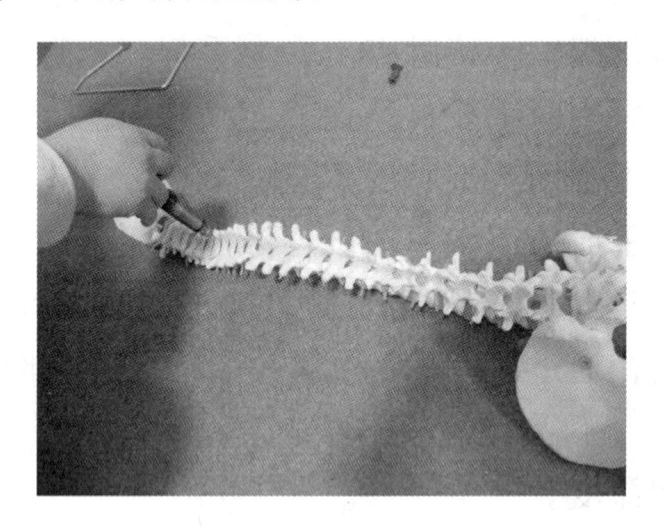

图 10-3　第六颈椎 PL-Sp 接触点

手法二

【半脱位编码】

第六颈椎 PLS

【患者体位】

患者取俯卧位，姿势同上。

【矫正手法】

医生站于治疗床左侧，面对患者，双脚与治疗床垂

直,双腿下蹲呈马步。医生站立位置恰好正对着患者颈椎部。根据第六颈椎的生理弯曲,医生略向治疗床头侧移动并站立。

如果治疗床装有汤普森装置,将汤普森装置升起。

医生先用左手找到接触点,即第六颈椎棘突左侧,然后将右手豌豆骨(接触手)置于接触点上,右掌手指越过脊椎,与脊椎约呈45°。医生右手要自然而稳定地接触患者,而不应有别扭、不稳定和用不上力的感觉。

医生左手握住右手手腕,左手豌豆骨和小鱼际稳定而牢固地压在右手豌豆骨上。

医生双手肘关节微弯曲,逐渐加力于接触点,感到适当阻力后迅速曲膝下沉,发力矫正,发力方向为向前、向下、向内,并加以逆时针扭力,通过 $C_6 \sim C_7$ 椎体关节平面(椎间盘)。

矫正时,不需要患者配合呼吸。注意控制好用力的方向、力度和深度。

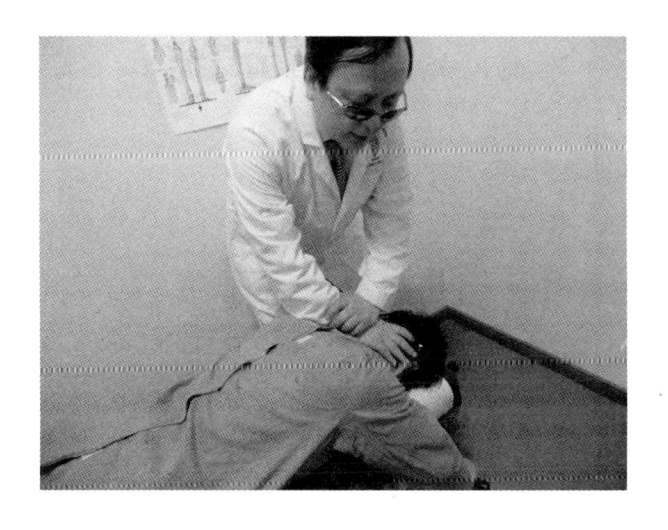

图 10-4 矫正第六颈椎 PLS

【发力部位】

医生右手豌豆骨。

【发力方向】

向前、向下、向内（此处为由左向右），并逆时针扭转。

【接触点】

患者第六颈椎棘突左侧。

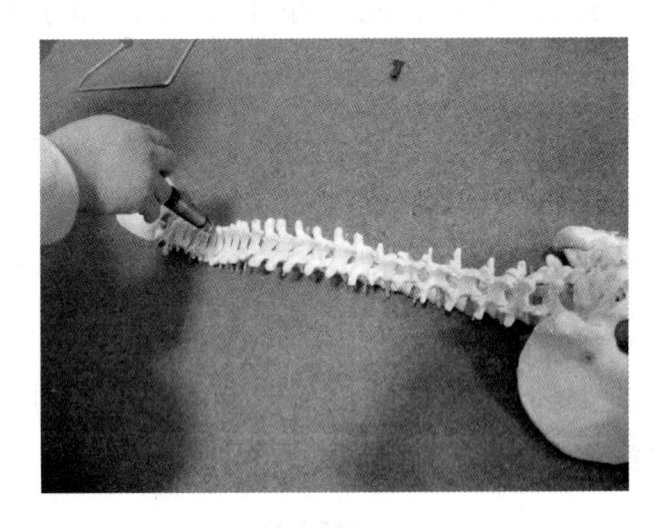

图10-5 第六颈椎PLS接触点

手法三

【半脱位编码】

第六颈椎 PRI – La

【患者体位】

患者取俯卧位，姿势同上。

【矫正手法】

医生站于治疗床左侧，面对患者，双脚与治疗床垂直，双腿下蹲呈马步。医生站立位置恰好正对着患者颈椎部。根据第六颈椎的生理弯曲，医生略向治疗床头侧移动并站立。

如果治疗床装有汤普森装置，将汤普森装置升起。

医生先用左手找到接触点，即第六颈椎左侧椎弓板，然后将右手豌豆骨（接触手）置于接触点上。

医生左手握住右手手腕，左手豌豆骨和小鱼际稳定而牢固地压在右手豌豆骨上。

医生双手肘关节微弯曲，逐渐加力于接触点，感到适当阻力后迅速曲膝下沉，发力矫正。发力方向为向前、向下，并加以逆时针扭力，通过 $C_6 \sim C_7$ 椎体关节平面（椎间盘）。

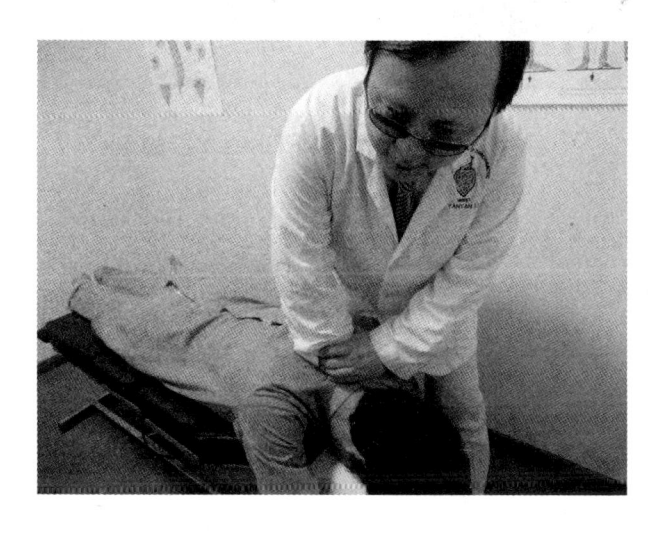

图 10-6 矫正第六颈椎 PRI-La

矫正时，不需要患者配合呼吸。注意控制好用力的方向、力度和深度。

【发力部位】

医生右手豌豆骨。

【发力方向】

向前、向下,并逆时针扭转。

【接触点】

患者第六颈椎左侧椎弓板。

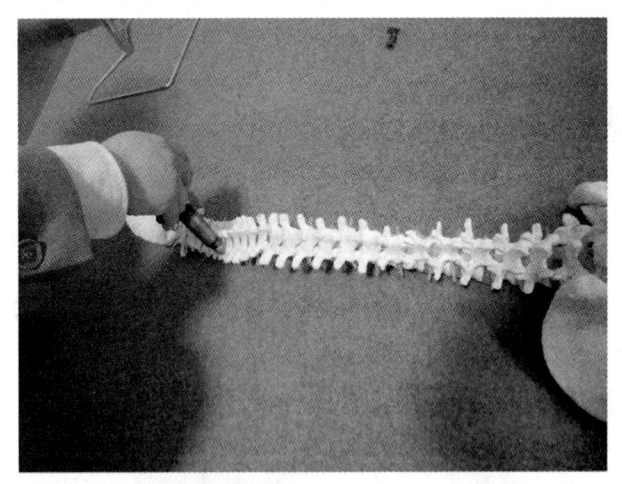

图 10-7 第六颈椎 PRI-La 接触点

手法四

【半脱位编码】

第六颈椎 PR-La

【患者体位】

患者取俯卧位,姿势同上。

【矫正手法】

医生站于治疗床左侧，面对患者，双脚与治疗床垂直，双腿下蹲呈马步。医生站立位置恰好正对着患者颈椎部。根据第六颈椎的生理弯曲，医生略向治疗床头侧移动并站立。

如果治疗床装有汤普森装置，将汤普森装置升起。

医生先找到接触点，即第六颈椎椎弓板，然后将双手拇指指腹分别稳定地按压在患者第六颈椎两侧的椎弓板上（左手拇指指腹按压在患者左侧椎弓板上，右手拇指指腹按压在患者右侧椎弓板上），双手余指与患者颈肩部自然而稳定地接触。

医生双手肘关节微弯曲，逐渐加力于接触点，感到适当阻力后，迅速曲膝下沉，发力矫正。发力方向为向前、向下，通过 $C_6 \sim C_7$ 椎体关节平面（椎间盘）。

矫正时，不需要患者配合呼吸。注意控制好用力的方向、力度和深度。

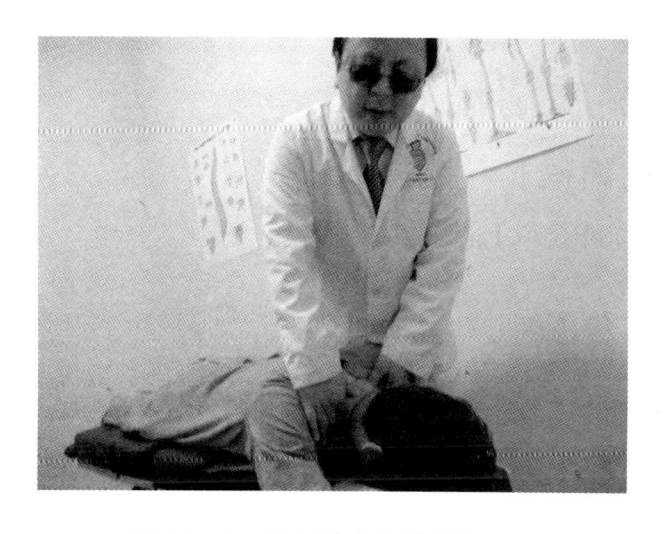

图 10-8　矫正第六颈椎 PR-La

【发力部位】

医生双手拇指指腹。

【发力方向】

向前、向下。

【接触点】

患者第六颈椎左侧椎弓板。

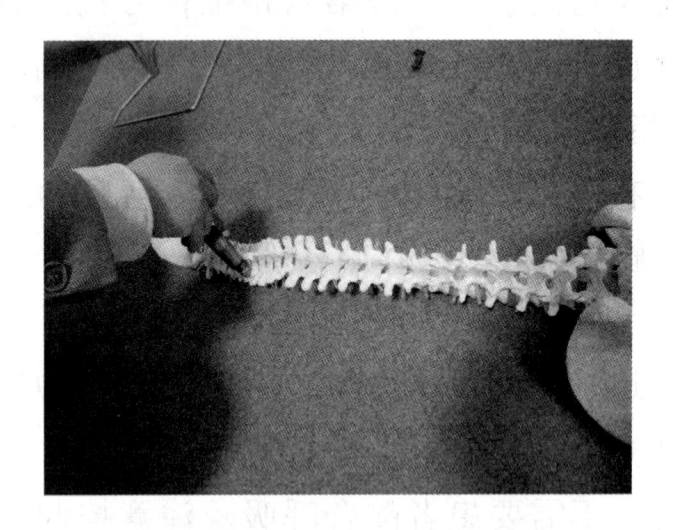

图 10-9　第六颈椎 PR-La 接触点

手法五

【半脱位编码】

第六颈椎 PR-La

【患者体位】

患者取俯卧位，姿势同上。

【矫正手法】

医生站于治疗床左侧，面对患者，双脚与治疗床垂

直，双腿下蹲呈马步。医生站立位置恰好正对着患者颈椎部。根据第六颈椎的生理弯曲，医生略向治疗床头侧移动并站立。

如果治疗床装有汤普森装置，将汤普森装置升起。

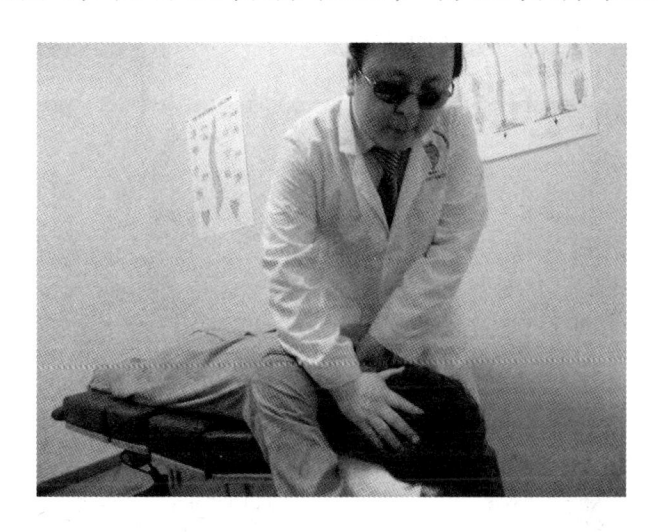

图 10-10　矫正第六颈椎 PR-La

医生先用右手找到接触点，即第六颈椎左侧椎弓板；然后将左手食指掌指关节桡侧置于接触点上。医生右手放在患者头颈部，应与头颈部自然而稳定地接触，不可压迫和扭转头颈部。因为右手是稳定手，因此不应该发力和扭转患者身体的任何部位。

医生左手肘关节微曲，逐渐加力于接触点，感到适当阻力后，迅速曲膝下沉，发力矫正。发力方向为向前、向下，通过 $C_6 \sim C_7$ 椎体关节平面（椎间盘）。

矫正时，不需要患者配合呼吸。注意控制好用力的方向、力度和深度。

【发力部位】

医生左手食指掌指关节桡侧。

【发力方向】

向前、向下。

【接触点】

患者第六颈椎左侧椎弓板。

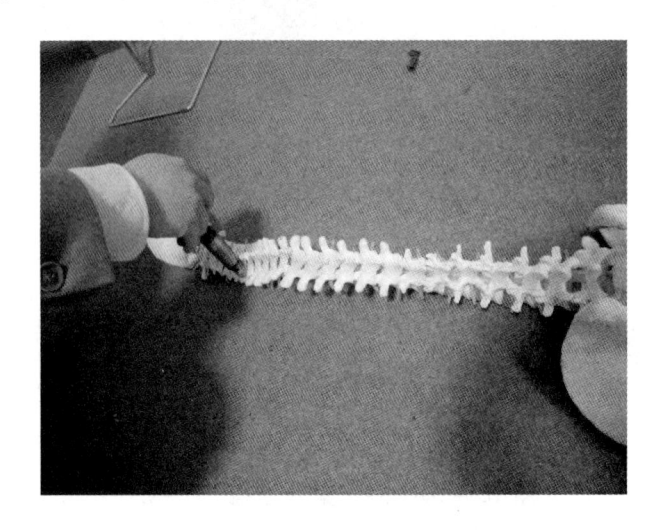

图10-11 第六颈椎 PR-La 接触点

手法六

【半脱位编码】

第三颈椎 PL-SP

【患者体位】

患者取俯卧位,姿势同上。

【矫正手法】

医生站于治疗床左侧,面对患者,双脚与治疗床垂直,双腿下蹲呈马步。医生站立位置恰好正对着患者颈椎部。根据第三颈椎的生理弯曲,医生略向治疗床足侧移动并站立。

如果治疗床装有汤普森装置，将汤普森装置升起。

医生先用左手找到接触点，即第三颈椎棘突左侧；然后将右手拇指指腹置于接触点上，左手拇指指腹压在右手拇指指甲上。医生双手要自然而稳定地接触患者，而不应有别扭、不稳定和用不上力的感觉。

医生双手肘关节微曲，逐渐加力于接触点，感到适当阻力后，迅速曲膝下沉，发力矫正。发力方向为向前、向内、向下，通过 $C_3 \sim C_4$ 椎体关节平面（椎间盘）。

矫正时，不需要患者配合呼吸。注意控制好用力的方向、力度和深度。

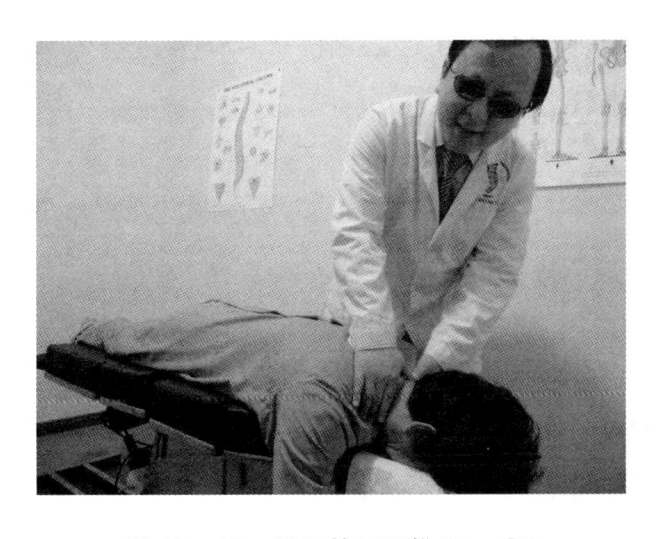

图 10-12　矫正第三颈椎 PL-SP

【发力部位】

医生双手拇指指腹。

【发力方向】

向前、向内（此处为由左向右）、向上。

【接触点】

患者第三颈椎棘突左侧。

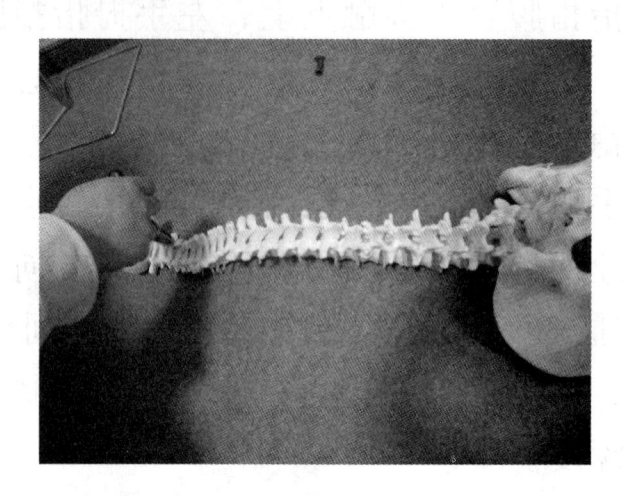

图 10-13　第三颈椎 PL-SP 接触点

手法七

【半脱位编码】

第三颈椎 PLS

【患者体位】

患者取俯卧位,姿势同上。

【矫正手法】

医生站于治疗床左侧,面对患者,双脚与治疗床垂直,双腿下蹲呈马步。医生站立位置恰好正对着患者颈椎部。根据第三颈椎的生理弯曲,医生略向治疗床足侧移动并站立。

如果治疗床装有汤普森装置,将汤普森装置升起。

医生先用右手找到接触点,即第三颈椎棘突左侧;然后将左手豌豆骨置于接触点上，左手掌手指越过脊椎，与脊椎呈45°。医生左手与患者要自然而稳定地接触，而不应有别扭、不稳定和用不上力的感觉。

医生右手握住左手手腕，右手豌豆骨和小鱼际牢固而稳定地压在左手豌豆骨上。

医生双手肘关节微弯曲，逐渐加力于接触点，感到适当阻力后，迅速曲膝下沉，发力矫正。发力方向为向前、向上、向内，并加以逆时针扭力，通过 $C_3 \sim C_4$ 椎体关节平面（椎间盘）。

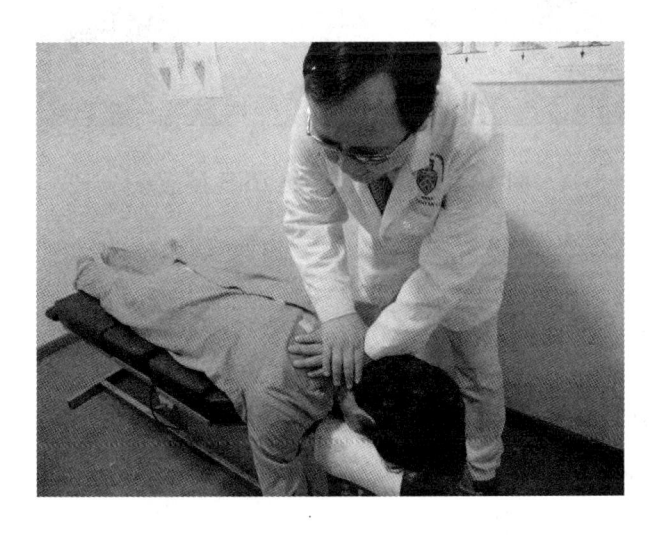

图 10-14　矫正第三颈椎 PLS

矫正时，不需要患者配合呼吸。注意控制好用力的方向、力度和深度。

【发力部位】

医生左手豌豆骨。

【发力方向】

向前、向上、向内（此处为由左向右），并逆时针扭转。

【接触点】

患者第三颈椎棘突左侧。

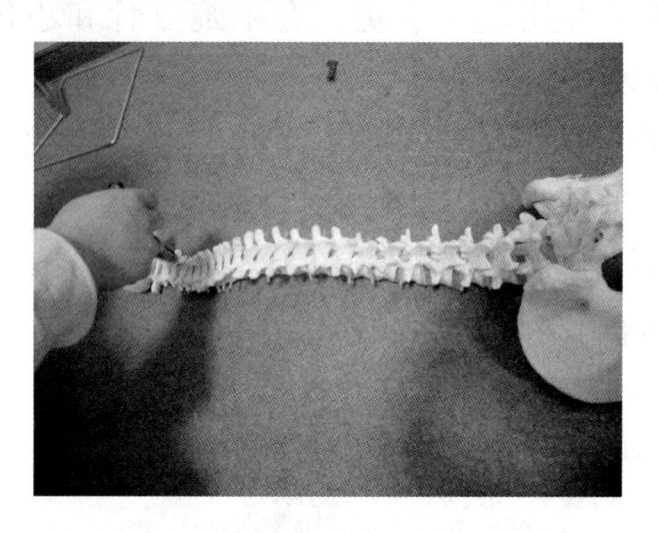

图 10-15　第三颈椎 PLS 接触点

手法八

【半脱位编码】

第三颈椎 PRI – La

【患者体位】

患者取俯卧位，姿势同上。

【矫正手法】

医生站于治疗床左侧，面对患者，双脚与治疗床垂直，双腿下蹲呈马步。医生站立位置恰好正对着患者颈椎部。根据第三颈椎的生理弯曲，医生略向治疗床足侧移动并站立。

如果治疗床装有汤普森装置，将汤普森装置升起。

医生先用左手找到接触点,即第三颈椎左侧椎弓板;然后将右手豌豆骨置于接触点上。医生左手自然地放在患者头部,应与头颈部自然而稳定地接触,不可压迫和扭转头颈部。因为左手是稳定手,因此不应该发力和扭转患者身体的任何部位。

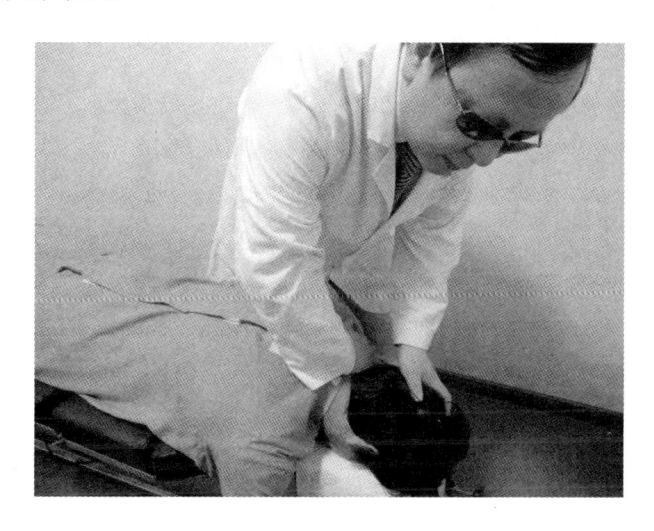

图 10-16　矫正第三颈椎 PRI-La

医生右手肘关节微曲,逐渐加力于接触点,感到适当阻力后,迅速曲膝下沉,发力矫正。发力方向为向前、向上,并加以逆时针扭力,通过 $C_3 \sim C_4$ 椎体关节平面(椎间盘)。

矫正时,不需要患者配合呼吸。注意控制好用力的方向、力度和深度。

【发力部位】

医生右手豌豆骨。

【发力方向】

向前、向上,并逆时针扭转。

【接触点】

患者第三颈椎左侧椎弓板。

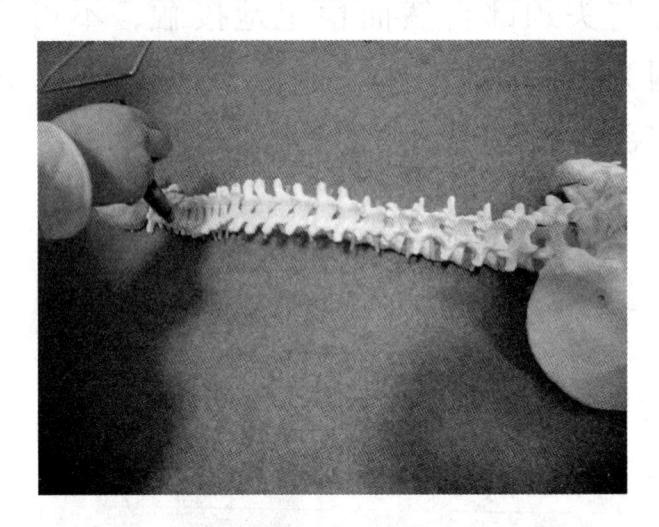

图 10 – 17　第三颈椎 PRl – La 接触点

手法九

【半脱位编码】

第三颈椎 PR – La

【患者体位】

患者取俯卧位，姿势同上。

【矫正手法】

医生站于治疗床左侧，面对患者，双脚与治疗床垂直，双腿下蹲呈马步。医生站立位置恰好正对着患者颈椎部。根据第三颈椎的生理弯曲，医生略向治疗床足侧移动并站立。

如果治疗床装有汤普森装置，将汤普森装置升起。

医生先用右手找到接触点，即第三颈椎左侧椎弓板；

然后将左手食指的指掌关节桡侧置于接触点上。医生右手放在患者颈肩部，应与颈肩部自然而稳定地接触，不可压迫和扭转头颈部。因为右手是稳定手，因此不应该发力和扭转患者身体的任何部位。

医生左手肘关节微曲，逐渐加力于接触点，感到适当阻力后，迅速曲膝下沉，发力矫正。发力方向为向前、向上，通过 $C_3 \sim C_4$ 椎体关节平面（椎间盘）。

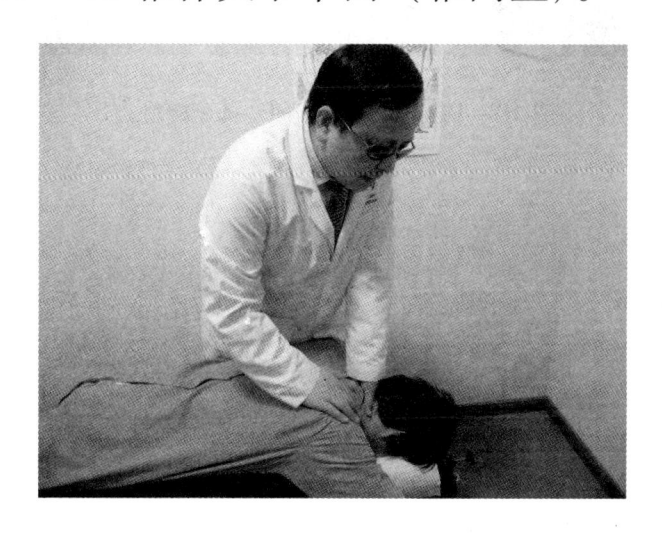

图 10-18 矫正第三颈椎 PR-La

矫正时，不需要患者配合呼吸。注意控制好用力的方向、力度和深度。

【发力部位】
医生左手食指指掌关节桡侧。

【发力方向】
向前、向上。

【接触点】
患者第三颈椎左侧椎弓板。

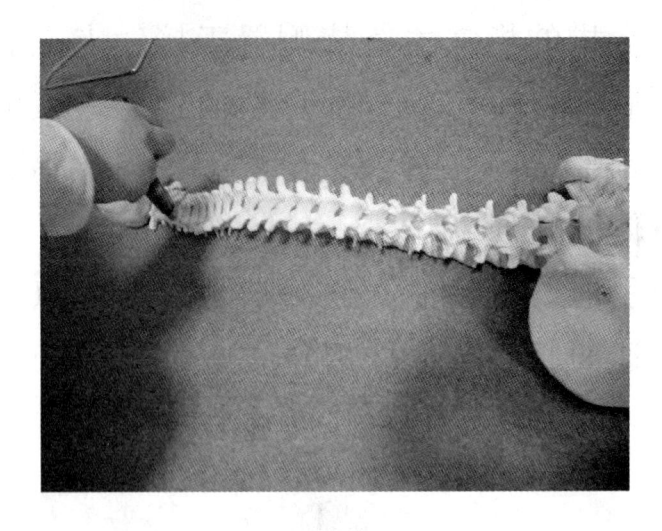

图 10-19　第三颈椎 PR-La 接触点

手法十

【半脱位编码】

第三颈椎 PR-La

【患者体位】

患者取俯卧位，姿势同上。

【矫正手法】

医生站于治疗床左侧，面对患者，双脚与治疗床垂直，双腿下蹲呈马步。医生站立位置恰好正对着患者颈椎部。根据第三颈椎的生理弯曲，医生略向治疗床足侧移动并站立。

如果治疗床装有汤普森装置，将汤普森装置升起。

医生先找到接触点，即第三颈椎椎弓板，然后将双手拇指指腹分别稳定地按压在患者第三颈椎两侧的椎弓板上

(左手拇指指腹按压在患者左侧椎弓板上,右手拇指指腹按压在患者右侧椎弓板上),双手余指自然而稳定地接触患者头颈部。

医生双手肘关节微弯曲,逐渐加力于接触点,感到适当阻力后,迅速曲膝下沉,发力矫正。发力方向为向前、向上,通过 $C_3 \sim C_4$ 椎体关节平面(椎间盘)。

矫正时,不需要患者配合呼吸。注意控制好用力的方向、力度和深度。

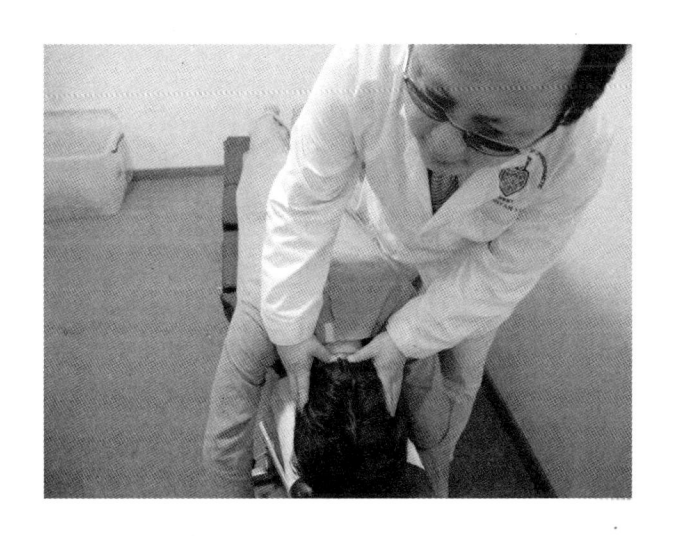

图 10-20　矫正第三颈椎 PR-La

【发力部位】
医生双手拇指指腹。

【发力方向】
向前、向上。

【接触点】
患者第三颈椎左侧椎弓板。

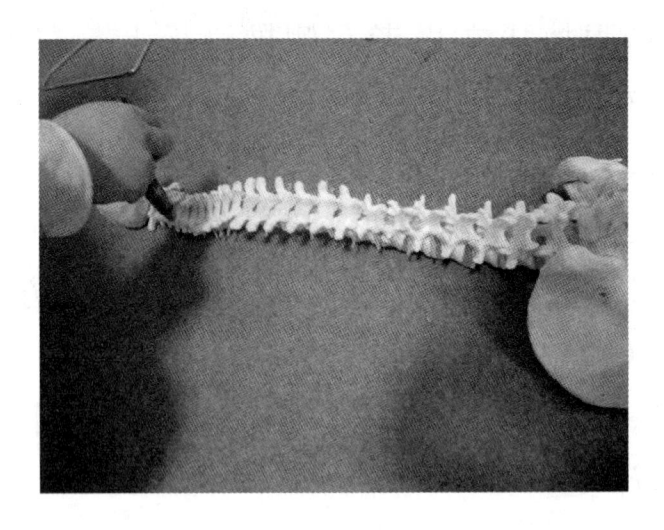

图 10-21　第三颈椎 PR-La 接触点

第三节　仰卧位矫正手法

医生应提前调整好治疗床头枕部的高度，将头枕部下降至略低于治疗床床面的高度。这种高度使患者颈椎部得以放松，并能保持患者整个脊椎水平及头颈部不背屈。患者颈椎部要正好处于治疗床头枕部与胸椎部板块之间。

手法十一

【半脱位编码】

第六颈椎 PR-La

【患者体位】

患者取仰卧位，全身自然放松，整个身体位于治疗床的正中线上，不必脱鞋，双脚置于治疗床（足侧）外。

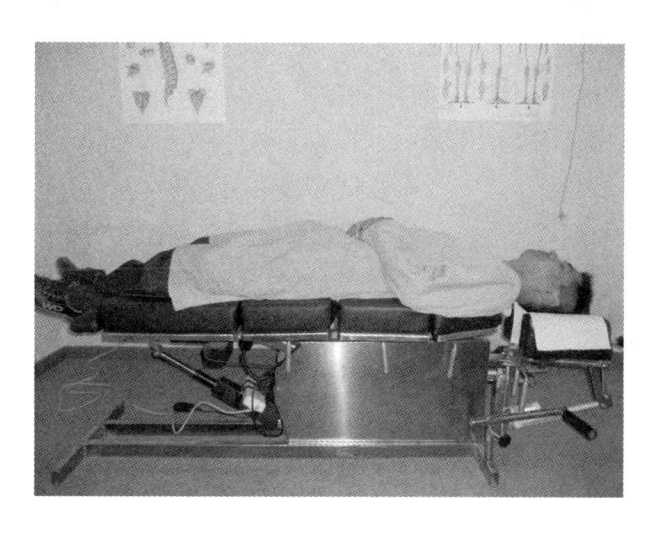

图 10-22　患者仰卧位

【矫正手法】

医生面对患者，站于患者头部左侧偏上的位置。医生双腿半蹲呈马步。

医生用左手拇指指腹推开接触点（第六颈椎左侧椎弓板）周围的软组织，左手手掌及其余手指自然地轻放在患者下颈部和前胸部，不能给患者带来任何的压迫感和不适感。

医生右手放在患者后枕部偏右侧，起稳定手作用，用来稳定患者头部，尽量使患者颈椎保持在水平位置。在整个矫正过程中，医生右手不发力。

医生左手肘关节微弯曲，逐渐加力于接触点，感到适当阻力后，突然发力矫止。发力方向为向前、向下，通过 $C_6 \sim C_7$ 椎体关节平面（椎间盘）。

矫正时，不需要患者配合呼吸。注意控制好用力的方向、力度和深度。

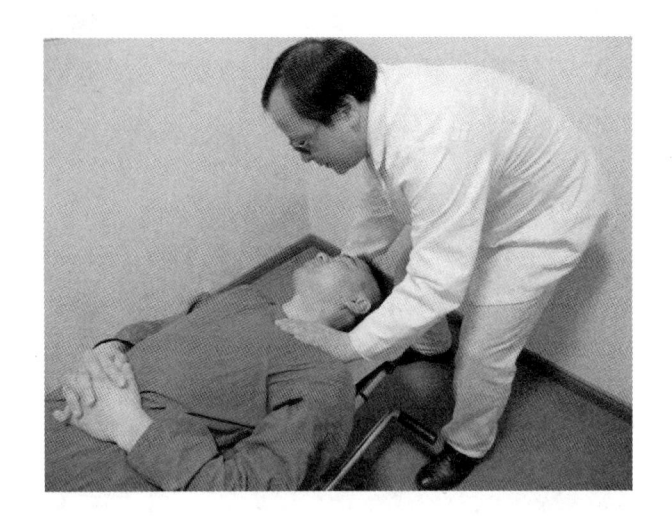

图 10-23　矫正第六颈椎 PR-La 接触点

【发力部位】

医生左手拇指指腹。

【发力方向】

向前、向下。

【接触点】

患者第六颈椎左侧椎弓板。

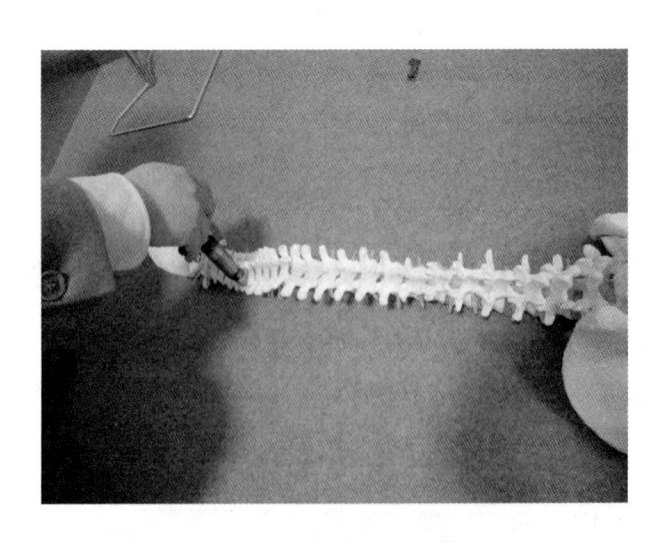

图 10-24　第六颈椎 PR-La

手法十二

【半脱位编码】

第六颈椎 PR – La

【患者体位】

患者取仰卧位,姿势同上。

【矫正手法】

医生面对患者,站于患者头部左侧偏上的位置。医生双腿半蹲呈马步。

医生用左手食指掌指关节桡侧推开接触点(第六颈椎左侧椎弓板)周围的软组织,左手手掌及其余手指与患者自然地接触,左手大拇指不能给患者带来任何的压迫感和不适感。

医生右手放在患者后枕部偏右侧,起稳定手作用,用来稳定患者头部,尽量使患者颈椎保持在水平位置。在整个矫正过程中,医生右手不发力。

医生左手肘关节微弯曲,逐渐加力于接触点,感到适当阻力后,突然发力矫正。发力方向为向前、向下,通过 $C_6 \sim C_7$ 椎体关节平面(椎间盘)。

矫正时,不需要患者配合呼吸。注意控制好用力的方向、力度和深度。

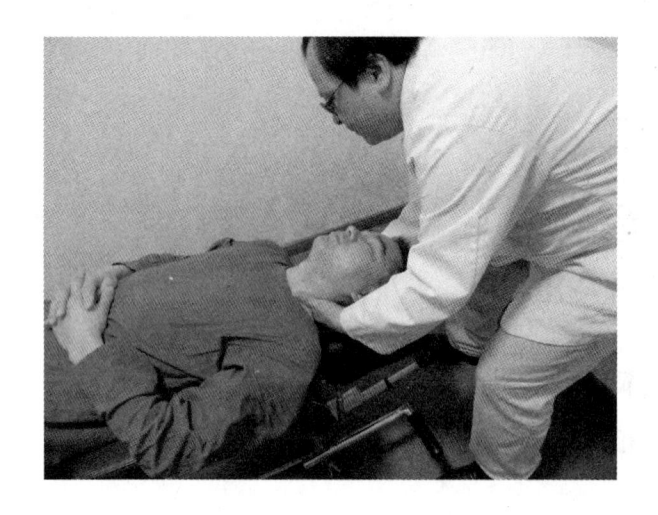

图 10-25　矫正第六颈椎 PR-La

【发力部位】

医生左手食指掌指关节桡侧。

【发力方向】

向前、向下。

【接触点】

患者第六颈椎左侧椎弓板。

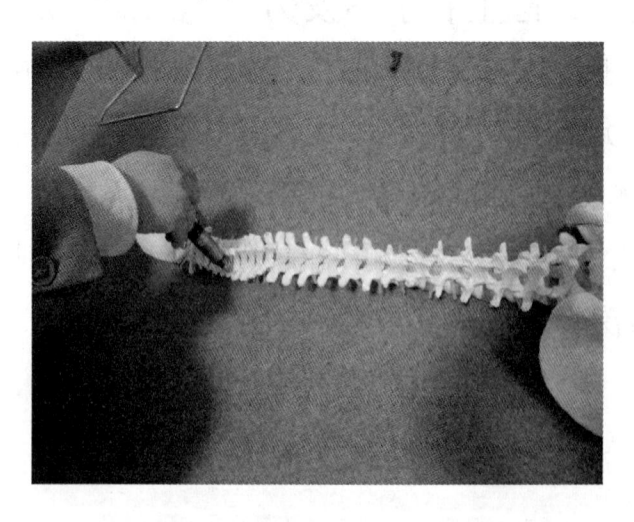

图 10-26　第六颈椎 PR-La 接触点

手法十三

【半脱位编码】

第三颈椎 PR – La

【患者体位】

患者取仰卧位,姿势同上。

【矫正手法】

医生面对患者,站于患者头部左侧偏上的位置。医生双腿半蹲呈马步。在矫正第三颈椎时,医生站立位置略向治疗床足侧移动。

医生用左手拇指指腹推开接触点(第三颈椎左侧椎弓板)周围的软组织,左手手掌及其余手指自然地轻放在患者头部左侧,但不要压迫患者左耳,也不要因力度过大而给患者带来不适感。

医生右手放在患者后枕部偏右侧,起稳定手作用,用来稳定患者头部,尽量使患者颈椎保持在水平位置。在整个矫正过程中,医生右手不发力。

医生左手肘关节微弯曲,逐渐加力于接触点,感到适当阻力后,突然发力矫正。发力方向为向前、向上,通过 $C_3 \sim C_4$ 椎体关节平面(椎间盘)。

矫正时,不需要患者配合呼吸。注意控制好用力的方向、力度和深度。

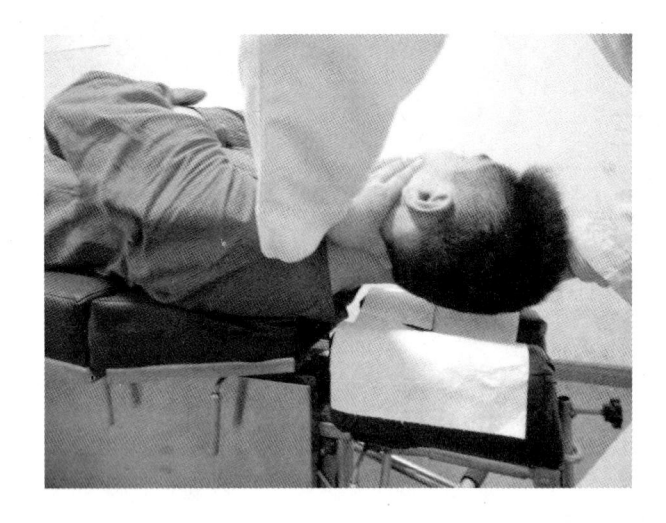

图 10-27　矫正第三颈椎 PR-La

【发力部位】

医生左手拇指指腹。

【发力方向】

向前、向上。

【接触点】

患者第三颈椎左侧椎弓板。

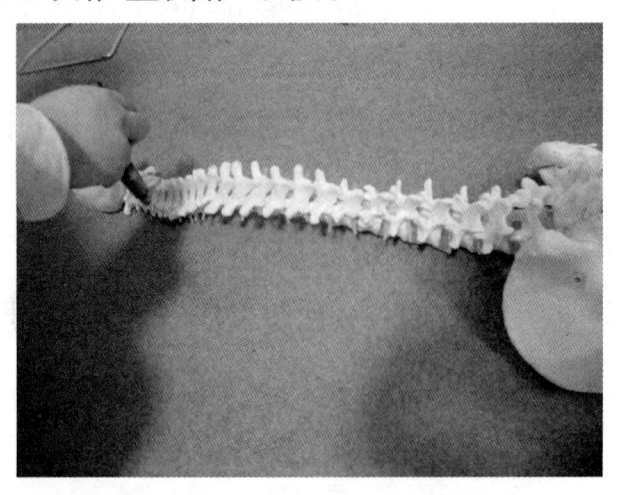

图 10-28　第三颈椎 PR-La 接触点

手法十四

【半脱位编码】

第三颈椎 PR – La

【患者体位】

患者仰卧位,姿势同上。

【矫正手法】

医生面对患者,站于患者头部左侧偏上的位置。医生双腿半蹲呈马步。在矫正第三颈椎时,医生站立位置略向治疗床足侧移动。

医生用左手食指掌指关节桡侧推开接触点(第三颈椎左侧椎弓板)周围的软组织,左手手掌及其余手指要与患者自然地接触,左手大拇指轻放在患者左脸颊处,注意不要因力度过大而给患者带来不适感。

医生右手放在患者后枕部偏右侧,起稳定手作用,用来稳定患者头部,尽量使患者颈椎保持在水平位置。在整个矫正过程中,医生右手不发力。

医生左手肘关节微弯曲,逐渐加力于接触点,感到适当阻力后,突然发力矫正。发力方向为向前、向上,通过 $C_3 \sim C_4$ 椎体关节平面(椎间盘)。

矫正时,不需要患者配合呼吸。注意控制好用力的方向、力度和深度。

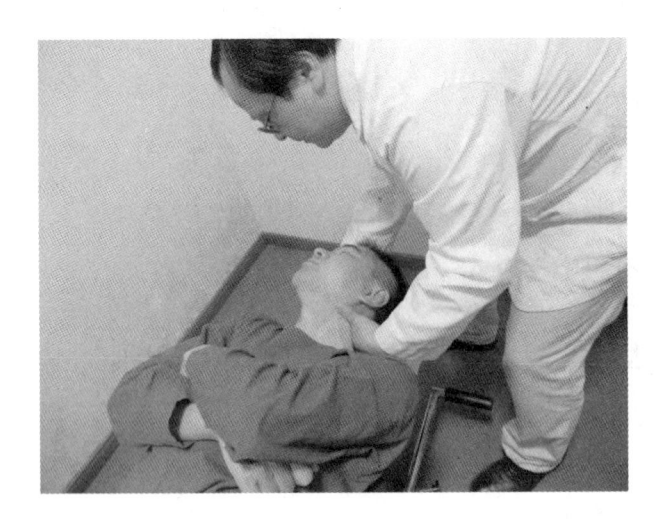

图 10-29　矫正第三颈椎 PR-La

【发力部位】

医生左手食指掌指关节桡侧。

【发力方向】

向前、向上。

【接触点】

患者第三颈椎左侧椎弓板。

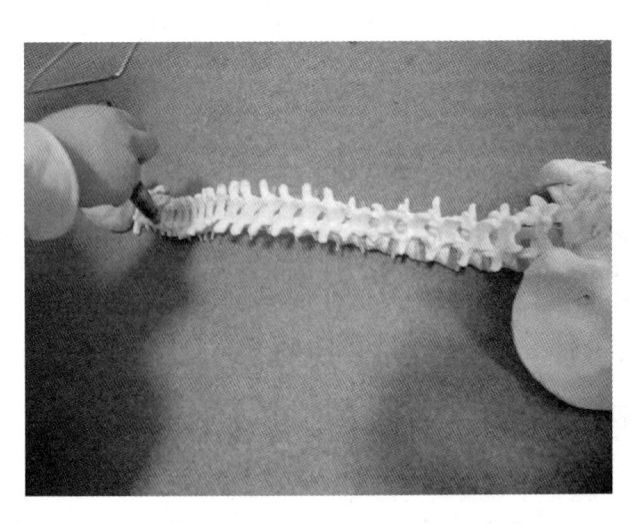

图 10-30　第三颈椎 PR-La 接触点

第四节 其他体位矫正手法

手法十五

【半脱位编码】

寰椎 A－R

【患者体位】

医生要提前调整好治疗床头枕部的高度。注意治疗床头枕部的高度恰好能使患者头颈部与其下部脊柱呈一直线,而不能呈现侧弯状。

患者先坐在治疗床的中部,医生对初次来治疗的患者做必要的指导示范。然后让患者左侧卧,头部放在治疗床的头枕部,左脚在下,全身自然放松,身体与治疗床成一直线。

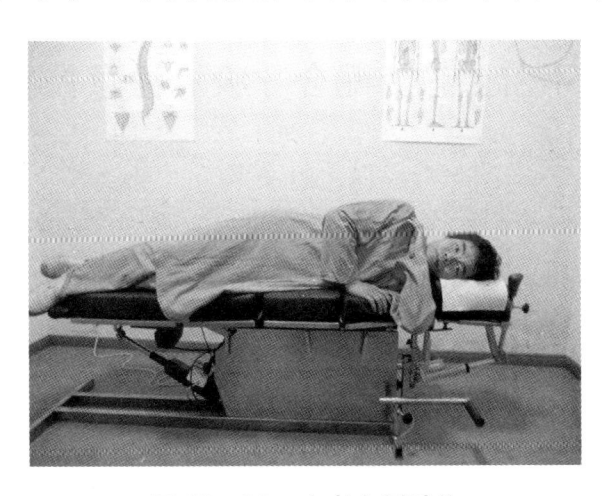

图 10－31　患者左侧卧位

要求患者身体垂直于床面,眼睛水平直视前方,两耳连线垂直于地面。

在整个治疗过程中，患者体位不应让患者产生任何扭曲、侧弯或紧张的感觉。

【矫正手法】

医生站于治疗床左侧，面对患者，位于患者颈椎部正后方。医生双脚与治疗床垂直，双腿下蹲呈马步。

治疗床的头枕部最好装有汤普森装置。使用汤普森装置时，要将其强度调至最低，以勉强能支撑患者头部为佳，或在治疗床头枕部放置一个矫正上位颈椎专用的快速下降装置。

医生用左手找到接触点（寰椎右横突），直接将左手拇指指腹按压在接触点上（多用于患者寰椎横突短小，而接触手豌豆骨难以接触发力的情形下），然后医生将右手豌豆骨按压在左手拇指指甲上。

医生双手肘关节微弯曲，逐渐加力于接触点，感到适当阻力后发力矫正。发力方向为向左。

矫正时，不需要患者配合呼吸。注意控制好用力的方向、力度和深度。

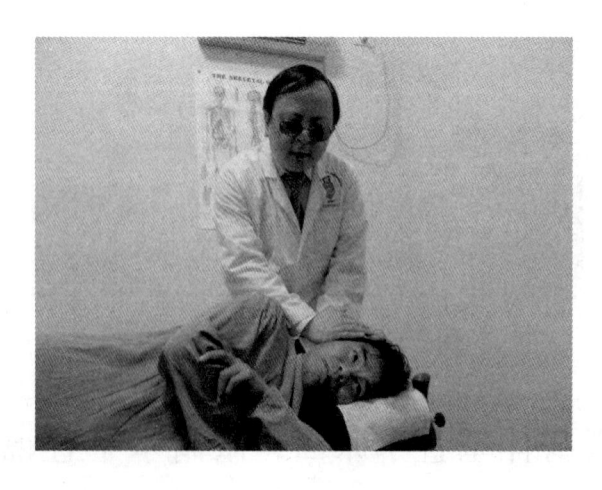

图10-32 矫正寰椎A-R

【发力部位】

医生右手豌豆骨。

【发力方向】

向左。

【接触点】

患者寰椎右横突。

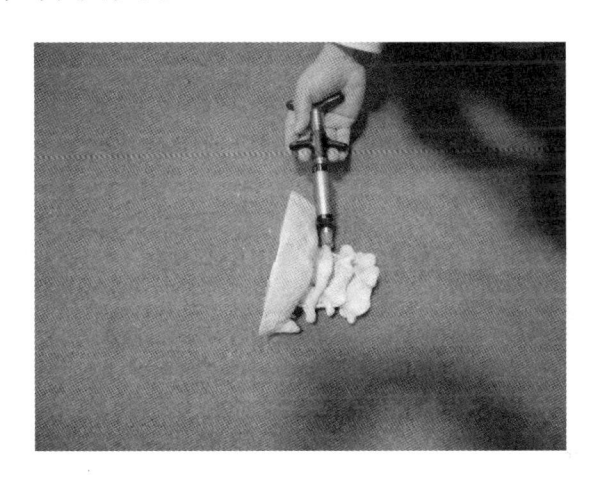

图 10-33 寰椎 A-R 接触点

手法十六

【半脱位编码】

寰椎 ASR

【患者体位】

患者取左侧卧位，姿势同上。

【矫正手法】

医生站于治疗床左侧，面对患者，位于患者颈椎部正后方。医生双脚与治疗床垂直，双腿下蹲呈马步。

治疗床的头枕部最好装有汤普森装置。使用汤普森装置时，要将其强度调至最低，以勉强能支撑患者头部为佳，或在治疗床头枕部放置一个矫正上位颈椎专用的快速下降装置。

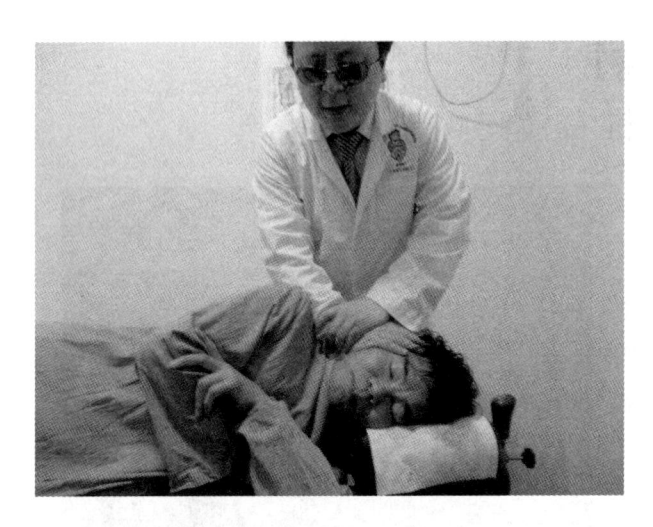

图 10-34　矫正寰椎 ASR

医生用左手找到接触点（寰椎右横突），然后将右手豌豆骨置于接触点上；医生左手握住右手手腕，左手豌豆骨和小鱼际牢固而稳定地压在接触手的豌豆骨上。

医生双手肘关节微弯曲，逐渐加力于接触点，感到适当阻力后发力矫正。发力方向为向左，伴顺时针扭力。

矫正时，不需要患者配合呼吸。注意控制好用力的方向、力度和深度。

【发力部位】

医生右手豌豆骨。

【发力方向】

向左,并顺时针扭转。

【接触点】

患者寰椎右横突。

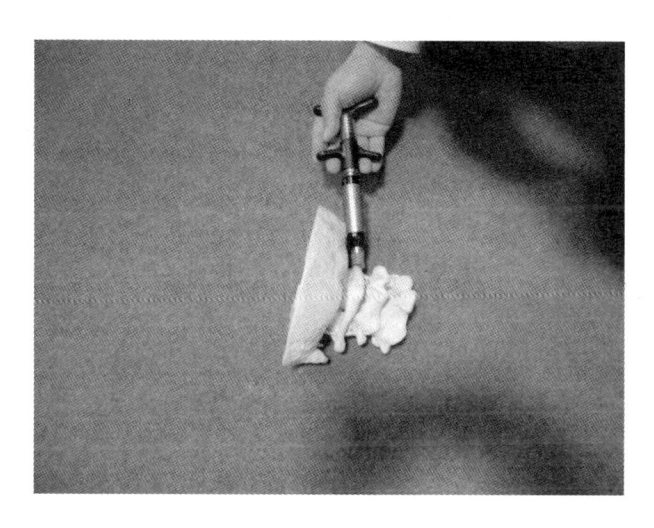

图 10-35 寰椎 ASR 接触点

手法十七

【半脱位编码】

枕骨 AS

【患者体位】

患者取坐位,面对正前方,不要旋转、侧弯、前伸、后屈颈部。

医生调整矫正椅高度,使患者后枕部高度与医生前胸位置平齐。嘱患者全身放松。

【矫正手法】

医生站于患者正后方,靠近矫正椅背,使患者头部稳定地靠在医生胸部。

医生双手小鱼际重叠压于患者眉间,逐渐施加向后、向下的力,感到一定阻力后,瞬间发力。发力方向为向后、向下。

矫正时,不需要患者配合呼吸。注意控制好用力的方向、力度和深度。

【发力部位】

医生双手小鱼际。

【发力方向】

向后、向下。

【接触点】

患者眉间。

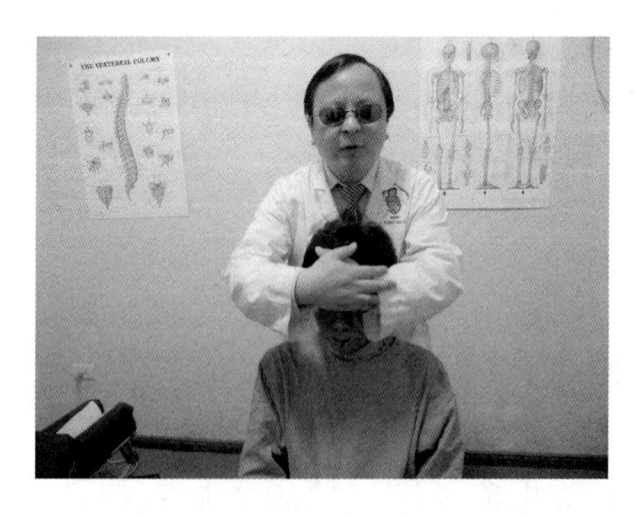

图10-36 矫正枕骨AS接触点

手法十八

【半脱位编码】

枕骨 PS

【患者体位】

患者取坐位，面对正前方，不要旋转、侧弯、前伸、后屈颈部。

医生调整矫正椅高度，使患者后枕部略低于医生前胸位置。嘱患者全身放松。

【矫正手法】

医生站于患者正后方，靠近矫正椅背。

医生双手放于患者头部两侧，双手拇指指腹分别按压在患者颞骨乳状突起的上方，余指放在颞骨上，不要压住两耳。

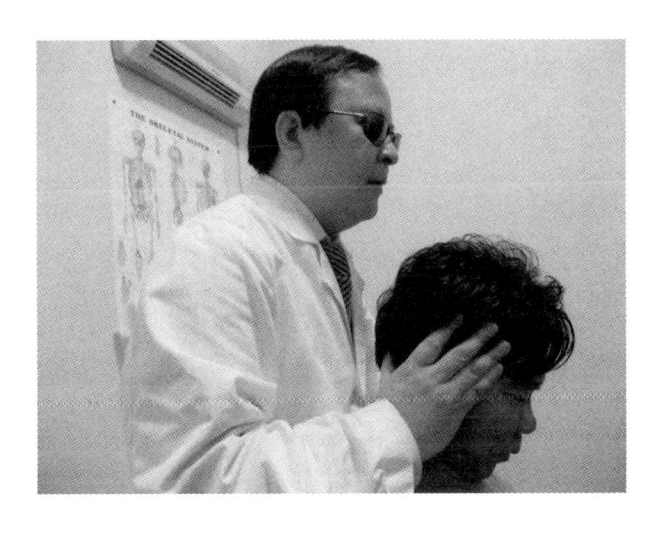

图 10-37　矫正枕骨 PS

医生双手拇指逐渐施加向前、向下的力，感到一定阻力后，瞬间发力。发力方向为向前、向下，将枕骨向下颌骨方向矫正。

矫正时，不需要患者配合呼吸。注意控制好用力的方向、力度和深度。

【发力部位】

医生双手拇指指腹。

【发力方向】

向前、向下。

【接触点】

患者两侧颞骨乳状突起上方。

附录　四肢的矫正手法

一、概述

美式整脊医学的治疗范围，除了听小骨和牙齿之外，可以矫正几乎人体所有部位的骨骼，从骶椎、髂骨到寰椎、枕骨，从上肢到下肢，甚至包括颅骨。

人体四肢由于与运动直接相关，常会受到各种损伤，特别是在剧烈的体育运动中，创伤更是常事。因此，美国奥林匹克委员会在上世纪70年代建议：每个专业体育队都应配有特殊的脊椎神经医生。这类经过特殊训练的美式整脊医生有个专门名称——注册整脊运动体育医生（CCSP）。

在美式整脊医学的教学中，上肢的矫正技术和下肢的矫正技术分别是两门独立的课程，也都是必修课程。美式整脊体育运动医学则作为学生的选修课程，学生们在选修课程中可以更进一步提高对四肢的矫正治疗技术。

人体四肢的骨骼大部分较小，这给诊断带来一定困难。与脊椎一样，对四肢的诊断也强调左右两侧比较，将患侧手足的检查结果与健侧手足（作为参照物）进行比较，关注关节活动度的变化、疼痛部位、四肢外形等。因此，掌握好上、下肢的解剖学是矫正四肢的基本要求。

矫正四肢时，稳定手很重要，要求稳定手不能让矫正力量传到与其相邻的非半脱位关节，以免造成新的移位。在矫正过程中，医生要注意控制好矫正的方向、力度、速度和深度，避免矫枉过正。矫正四肢后，通常需要用特别的绷带（体育医学专门绷带）固定，如再配合适当的物理疗法将有助于巩固疗效。

在四肢矫正中，美式整脊医生有时也会使用小型汤普森装置。

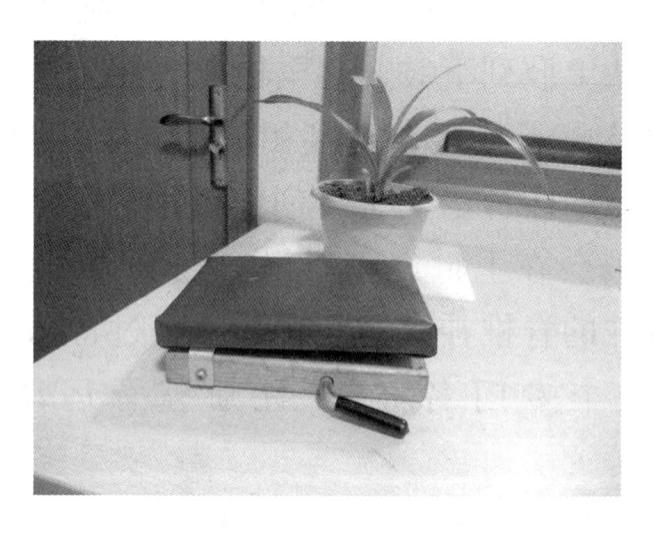

图1　小型汤普森装置

四肢骨骼数量较多，发生半脱位的类型也很复杂。在本章中，我们只给出一些矫正手法的图片，供读者参考。所附矫正手法照片每一幅展示的都是独立的手法，与其前后照片没有必然的联系。

与矫正脊椎一样，矫正四肢时，整脊医生同样不需要任何助手，一个人便可独立完成矫正治疗过程。

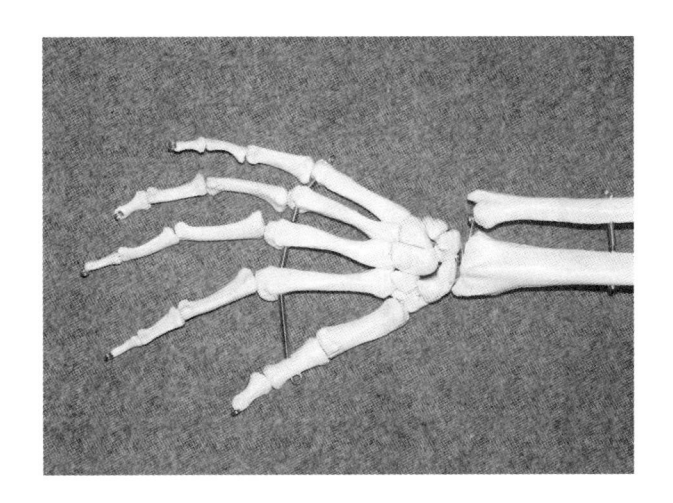

图 2　手部解剖

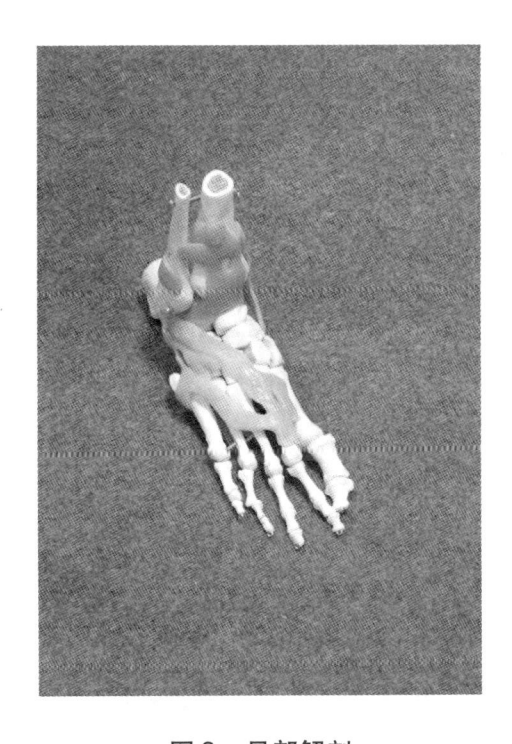

图 3　足部解剖

二、矫正手法

（一）上肢矫正手法

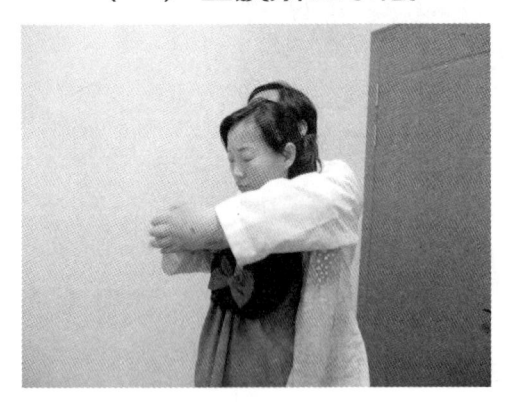

图4　矫正肩关节①

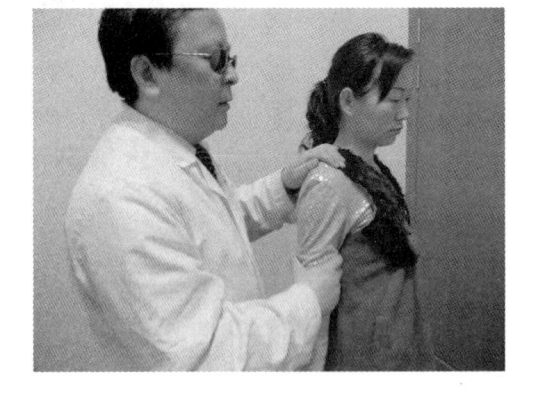

图5　矫正肩关节②

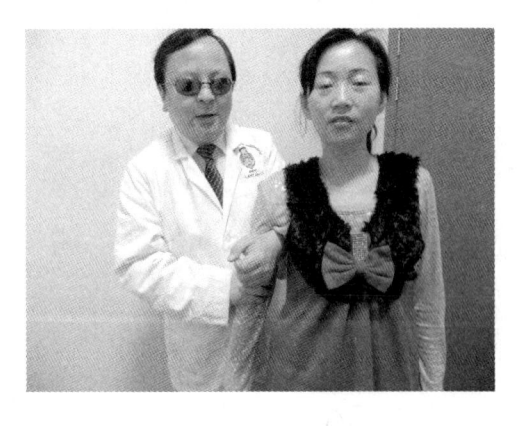

图6　矫正肩关节③

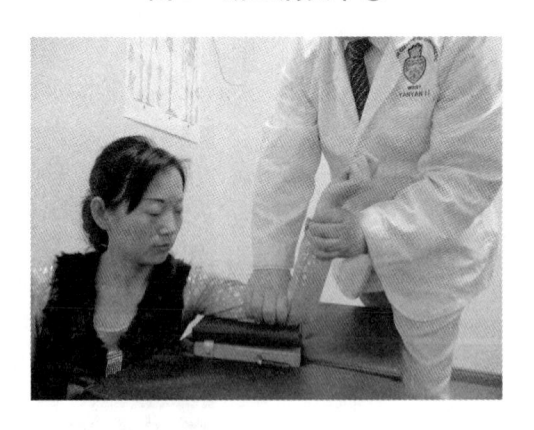

图7　矫正肘关节

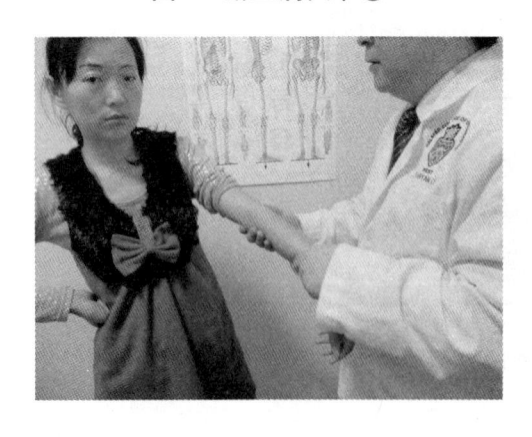

图8　矫正桡骨小头

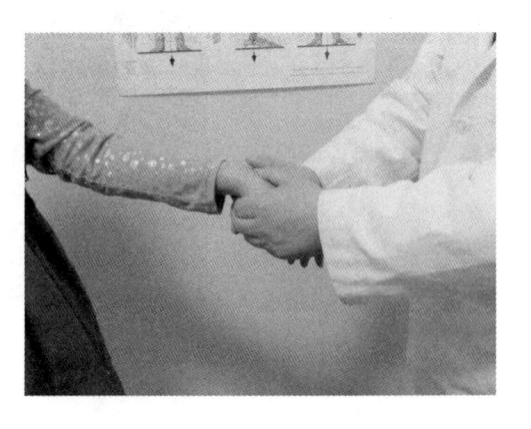

图9　矫正掌骨

附录　四肢的矫正手法

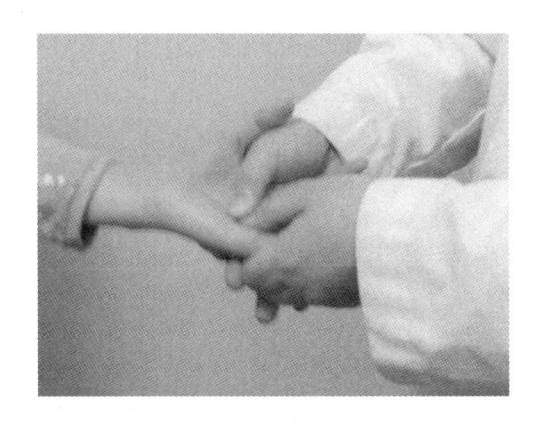

图 10　矫正掌指关节

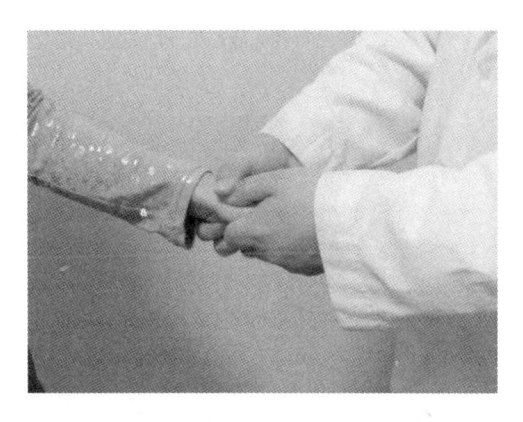

图 11　矫正拇指腕掌关节①

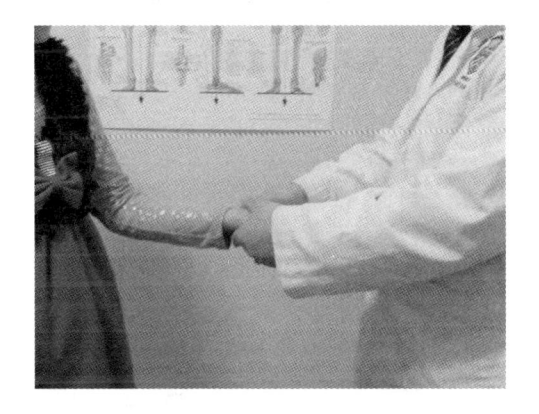

图 12　矫正拇指腕掌关节②

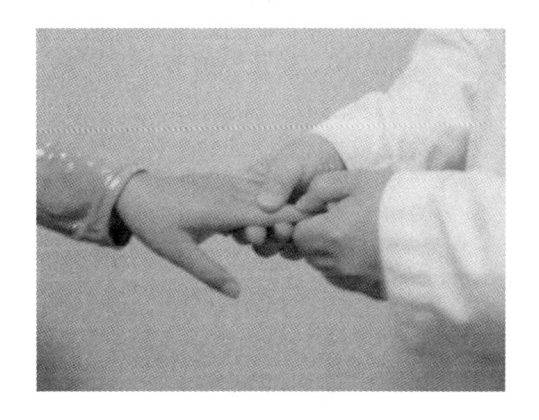

图 13　矫正指间关节

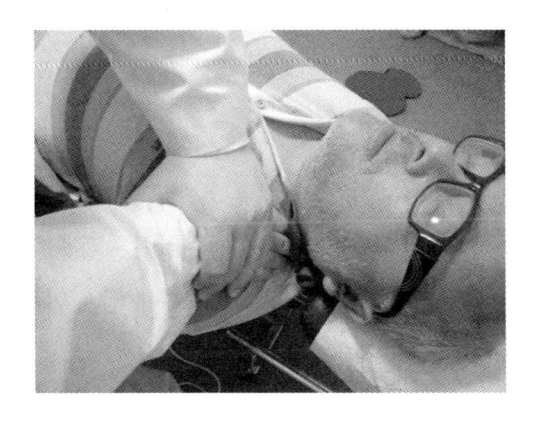

图 14　矫正肩锁关节

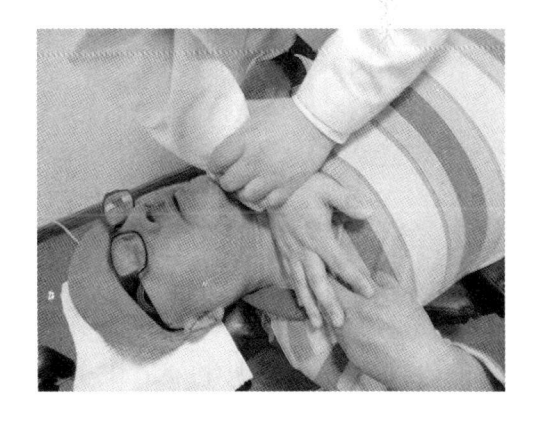

图 15　矫正胸锁关节

(二）下肢矫正手法

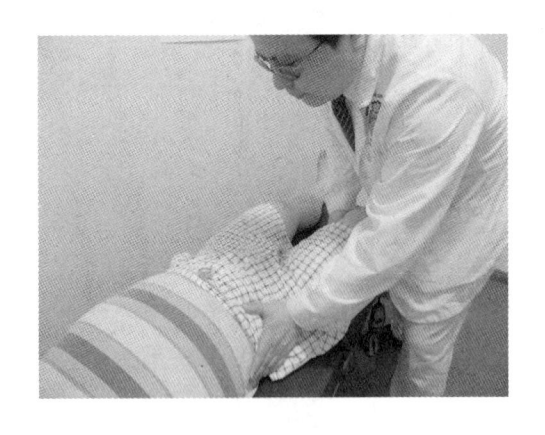

图 16　矫正髋关节

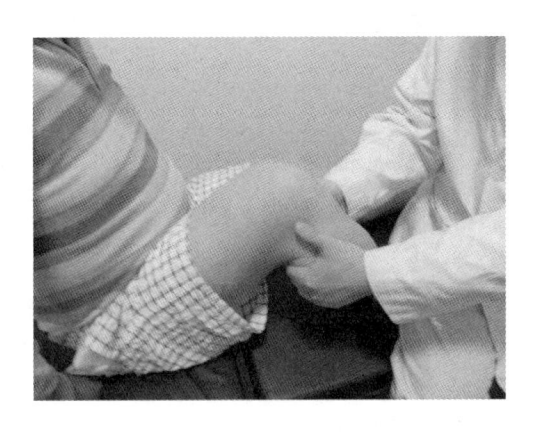

图 17　矫正膝关节

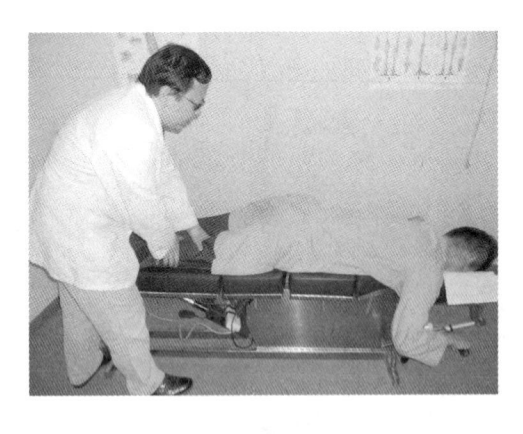

图 18　矫正腓骨

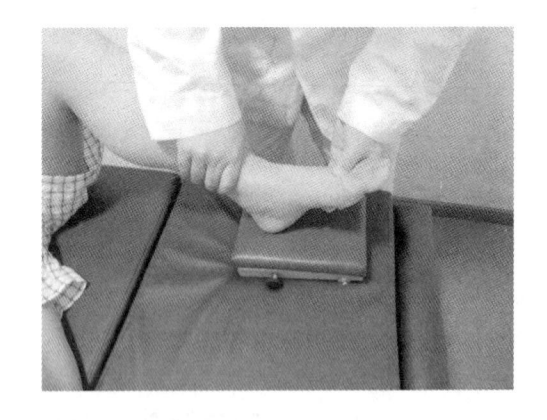

图 19　矫正踝关节

(三）其他部位矫正手法

美式整脊医学也很重视对颅骨的矫正。颅骨矫正治疗常能给一些貌似患有疑难杂症和慢性病症的患者带来意外的惊喜。但是颅骨矫正治疗通常不能取得立竿见影的疗效，而且每次治疗时间也较长。

矫正颞下颌关节常用来配合脊椎（特别是颈椎）的矫正，矫正治疗对颞下颌关节综合征的治疗有良好疗效。

附录　四肢的矫正手法　249

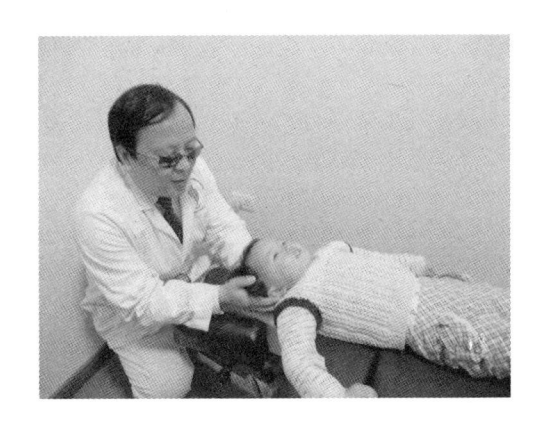

图 20　矫正颅骨

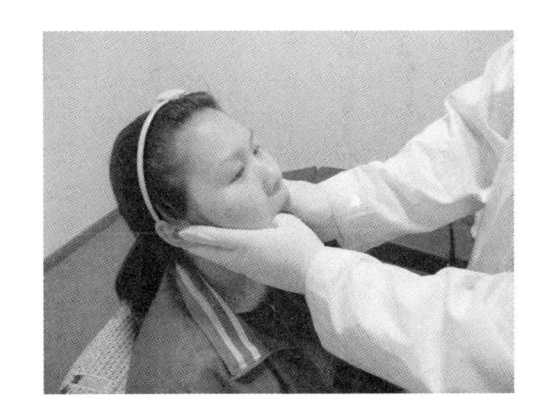

图 21　矫正颞下颌关节①

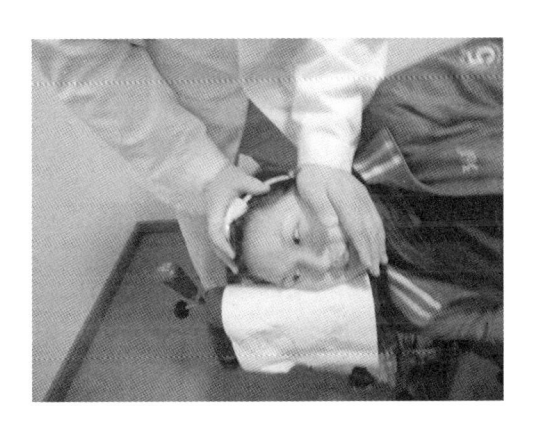

图 22　矫正颞下颌关节②

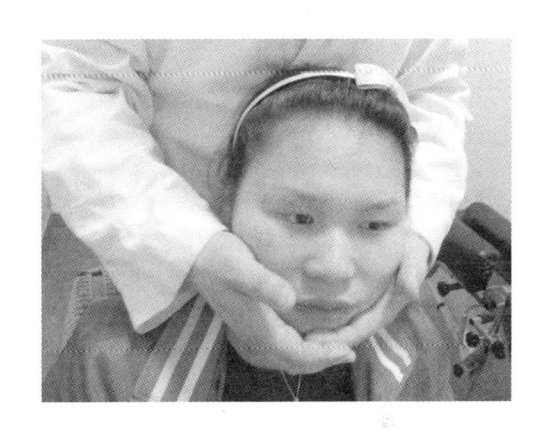

图 23　矫正颞下颌关节③